Dr. med. Peter Poeckh

AF649026

FIT, SCHMERZFREI UND GESUND BIS INS HOHE ALTER

Die effektivsten Programme für Knie, Hüfte, Rücken, Füße und Hände

südwest

Inhalt

Sinnvolle Bewegung: Alternativlos in jedem Alter

Sie sind in den Jahren Ihres Lebens angekommen, in denen Gesundheit und Schmerzfreiheit eines der höchsten Güter überhaupt darstellen. Vielleicht schauen Sie sich um und sehen Leid, Krankheit und Schmerz bei vielen Menschen in Ihrer Umgebung, vielleicht sind Sie sogar selbst davon betroffen. Leider gibt es ebenso wenig wie für Krankheit für Gesundheit eine Garantie – aber wir können die Wahrscheinlichkeit, bis ins hohe Alter fit, gesund und schmerzfrei zu bleiben, deutlich erhöhen, indem wir achtsam und intelligent mit unserem Körper umgehen. Nebenbei bleibt so auch die geistige Fitness erhalten oder entwickelt sich weiter.

Der Einsatz, den dieses Ziel von uns fordert, erscheint im Vergleich zum Ergebnis minimal. Trotzdem werden heute so viele Operationen wie noch nie durchgeführt, vor allem an den Gelenken. Sie gehören zu den häufigsten Eingriffen am Bewegungsapparat. Darüber hinaus nimmt die Anzahl an Schmerzpatienten massiv zu. Ärzte, Therapeuten und das gesamte Gesundheitsnetzwerk scheinen damit überfordert. Neben der Herausforderung immer älter werdender Menschen, die dies auch in einer guten Lebensqualität erfahren möchten, entstand in äußerst kurzer Zeit eine weitere schwierige Aufgabe für das Gesundheitssystem: Immer mehr junge Menschen werden krank und leiden an Einschränkungen, Schmerzen sowie Beschwerden, die bis jetzt einem eher fortgeschrittenen Alter zugeschrieben wurden.

Eigenverantwortung übernehmen

Mit dem Kauf dieses Buchs haben Sie eine große und wichtige Entscheidung getroffen, zu der ich Ihnen gratulieren möchte. Sie haben Eigenverantwortung übernommen und stehen kurz davor, Ihr Schicksal in die eigene Hand zu nehmen. Seit über 20 Jahren beschäftige ich mich mit den besten und effektivsten Übungen für den Bewegungsapparat; ich habe viele verschiedene Bewegungskonzepte zunächst an mir selbst ausprobiert und anschließend abgewandelt und an meine Patienten und Ausbildungsteilnehmer angepasst. Aufgrund der großen Anzahl an Rückmeldungen, auch über die kostenlosen Videos auf den Kanälen der sozialen Medien sowie zahlreiche Onlinekurse, konnten die Programme immer mehr verfeinert werden. Es gab immer wieder Zeiten, in denen neue Ideen und Abläufe die Übungen beeinflussten oder diese teilweise neu entwickelt wurden.

In diesem Buch finden Sie nun für die wichtigsten Regionen des Bewegungsapparats die effektivsten Übungen, die für 99 Prozent der Menschen gut durchführbar sind. Natürlich bedarf es bei speziellen, seltenen oder nicht abgeklärten Symptomen immer des Aufsuchens eines Arztes zur Diagnosestellung und eventuell weiterführender therapeutischer Maßnahmen. In den meisten Fällen aber werden Sie von den hier vorgestellten, vielleicht auch nur ergänzend durchgeführten Übungen unmittelbar profitieren.

Kleiner Aufwand, große Wirkung

Sie haben Beschwerden in den Füßen, Knien, Hüften, im Rücken oder Nacken, in den Schultern oder Armen? Dann werden Sie die passenden Übungen zu diesen Körperregionen in diesem Buch finden. Darüber hinaus sind noch speziell auf Ihr Alter abgestimmte Kurzprogramme enthalten. Ganz gleich, ob Sie über 50, über 60 oder über 70 sind: Sie werden zahlreiche Tipps bekommen und Bewegungen kennenlernen, die Sie auf Ihrem Weg zu einem fitten, gesunden und schmerzfreien Körper unterstützen werden. Nun geht es nur noch darum, nach den ersten Kapiteln den Selbst-Check durchzuführen und dann mit den für Sie passenden Übungen zu beginnen. Ich kann Ihnen versprechen, dass der Aufwand überschaubar ist und Sie relativ schnell sogar Freude an den einfachen und wirkungsvollen Bewegungen haben werden.

Tagtäglich erreichen mich Nachrichten von Menschen, die ich größtenteils gar nicht persönlich kenne, die es mit diesen Übungen aber geschafft haben, schmerzfrei und fit zu werden. Wollen Sie auch dazugehören? Dann lesen Sie weiter!

Dr. Peter Poeckh

KAPITEL 1

GESUNDE BEWEGUNG – WAS HEISST DAS?

Ganz gleich, in welchem Alter Sie sich jetzt gerade befinden: Eine gesunde Bewegung schafft die beste Grundlage für Ihre langfristige Fitness sowie für Schmerzlinderung oder Schmerzfreiheit in Ihrem Bewegungsapparat. Doch was bedeutet »gesund« in diesem Zusammenhang und wie kommen Sie (wieder) in Bewegung, auch wenn möglicherweise bereits Schmerzen aufgetreten sind?

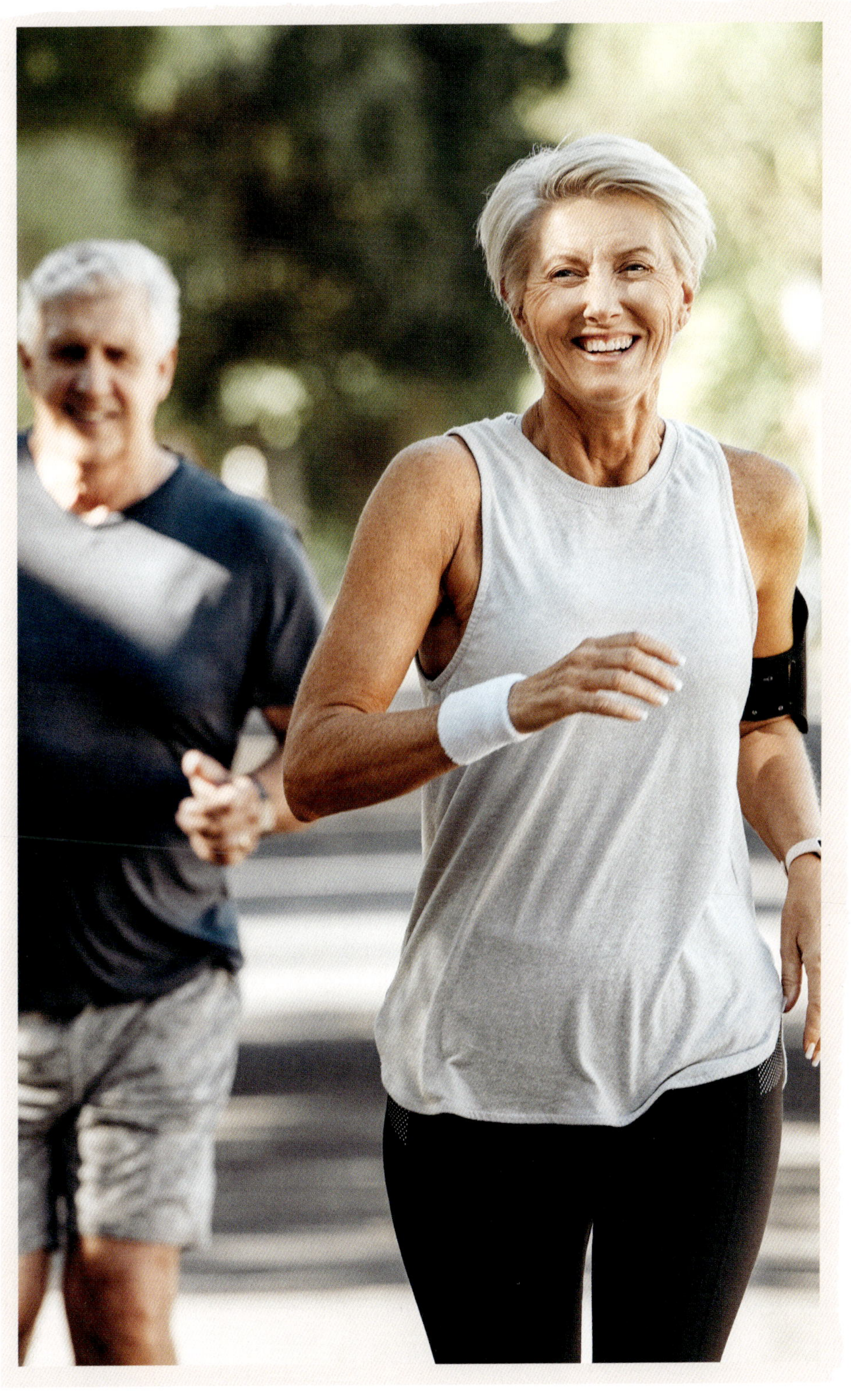

Mit dem Alter kommen die Probleme automatisch – oder doch nicht?

Viele Menschen spüren mit zunehmendem Alter, dass ihr Körper nicht mehr mitmacht und Schmerzen stärker werden. Einerseits nehmen bereits vorhandene Schmerzen zu, andererseits kommen neue hinzu. Die Beweglichkeit lässt sukzessive nach, insbesondere in den Regionen, die vom Schmerz betroffen sind. Nicht selten kommt es zu weiteren Verschlechterungen. So nimmt auch die Kraft spürbar ab. Unser gesamter Bewegungsapparat spielt nicht mehr so mit, wie wir das gekannt haben. Auch werden unsere Bewegungsabläufe ungenauer, und Unsicherheiten beim Gehen sowie anderen Fortbewegungsarten können entstehen.

Eine negative Spirale entwickelt sich, denn häufig zwingt uns der Schmerz zu Ruhe und einer eingeschränkten Bewegungsausführung. Dadurch werden die Gelenke nicht in gewohntem Ausmaß bewegt, und das umliegende Gewebe wird weniger intensiv stimuliert. So kommt es dort zu weiteren Einschränkungen. Immer wieder strahlen Schmerzen und Spannungen auch aus und beziehen andere Körperpartien in die gesamte Beschwerdesymptomatik mit ein.

Sehr häufig konfrontieren mich Patienten in meiner Arztpraxis mit der Aussage: »Herr Doktor, ich habe Schmerzen. Es ist das Alter. Man sollte nicht alt werden.« Darauf antworte ich stets, dass es doch auch ältere Menschen gibt, die diese Beschwerden nicht haben, und jüngere, teils sehr junge Menschen, die ebenfalls an diesen Beschwerden leiden. Das Alter allein kann also nicht die Ursache sein. Oft spielen viele verschiedene Faktoren in die Entwicklung eines Schmerz- oder Beschwerdeprozesses mit hinein und sind somit auch individuell zu betrachten.

Wir können diese negative Kaskade jedoch umkehren. Denn stellen wir die Beweglichkeit wieder her und vergrößern wir das Spiel der Gelenke – und zwar zunächst in den Bereichen, die vom Schmerz betroffen sind –, verwandeln wir die negative in eine positive Spirale. In den meisten Fällen, bei denen Schmerzen und Bewegungseinschränkungen beobachtet werden, kommt es zu einem deutlichen Übermaß an Spannung. Dies führt zur Aktivierung der Schmerzrezeptoren, meist im Bindegewebe, also in den Faszien. Reduziert sich die Spannung durch sinnvolle Dehn- und Mobilisationsübungen, werden die freien Nervenenden in den Faszien weniger häufig stimuliert und wir können die Freiheitsgrade der Bewegungsrichtungen in den Gelenken wieder mehr oder ganz nutzen.

Dadurch werden Muskel- und Fasziengewebe wieder wie gewohnt einsetzbar, und die positive Kaskade nimmt ihren Lauf. Denn nun kann im schmerzfreien Milieu auch wieder Kraft eingesetzt und aufgebaut werden. Energie, Kraft und Schmerzfreiheit kehren zurück – und das trotz des Alters oder unabhängig davon.

Was ist wichtiger: Kraft oder Beweglichkeit?

Eine spannende Frage ist die nach dem Fokus des Trainings im Alter. Viele sprechen davon, dass ein Muskelabbau stattfindet und die Kraft im Alter automatisch verloren geht. Und es stimmt, dass die Muskeln und damit die Bewegung mit zunehmendem Alter eine sehr große Rolle spielen. Denn die wahrgenommene geringere Leistungsfähigkeit ist nicht ausnahmslos ein Resultat des Älterwerdens, sondern auch stark mit dem Gebrauch unserer Muskeln und Gelenke verknüpft.

In den Muskeln werden durch deren Aktivität sogenannte Myokine freigesetzt, hormonähnliche Botenstoffe, die in der Skelettmuskulatur zu finden sind. Sie wurden erst 2007 von dänischen Forschern entdeckt, ihre Wirkung ist derzeit noch nicht ganz aufgeschlüsselt.[1] Definitiv aber tragen sie zur positiven Wirkung der Bewegung bei, denn sie reduzieren die Krankheits- und Entzündungsaktivität im Körper. Unsere Muskeln zu trainieren, sollte daher zum festen Bestandteil unseres Alltags werden. Nur so schaffen wir die beste Voraussetzung dafür, die körpereigene »Apotheke« einsetzen und

---

1 Pedersen, B. K. et al.: »Role of myokines in exercise and metabolism«. *Journal Applied Physiology* 103, 1093–1098 (2007).

nutzen zu können. Muskelaktivität und Kraftaufbau sind im Alter nicht nur möglich, sondern auch wünschenswert. Sie können dies mit Geräten mit Maximalkraft trainieren, doch auch die hier vorgestellten Übungen helfen Ihnen, wunderbare Effekte zu erzielen.

Heißt das nun, dass Dehn- und Mobilisationsübungen mit zunehmendem Alter irrelevant wären? Nein, natürlich nicht. Denn wie bereits erwähnt nimmt die Beweglichkeit der Gelenke im Alter ab. Das erkennen wir an den stark zunehmenden Zahlen von Arthrosepatienten und Gelenkersatzoperationen. Darüber hinaus sollte im schmerzhaften Zustand kein Fokus auf Kräftigungsübungen gelegt werden. Der Grund dafür ist einfach und nachvollziehbar: In einem Gewebe, das unter massiver Spannung leidet, würde mehr Kräftigung, also Spannungsaufbau, die Spannung dort potenzieren und die Schmerzen würden sich mittel- und langfristig sogar verstärken.

Setzen Sie deshalb in der schmerzhaften Periode unbedingt hauptsächlich oder ausschließlich Dehn- und Mobilisationsübungen ein, um die übermäßige Spannung im betroffenen Areal zu reduzieren. Dies ist eine einfache und effektive Möglichkeit, die Stimulation der Schmerzrezeptoren einzudämmen. Wie fast immer im Leben kommt es auch hier auf ein vernünftiges Gleichgewicht an, in diesem Fall auf das vernünftige Gleichgewicht von Übungen zur Kräftigung und Übungen zur Dehnung. Würden Sie nur kräftigen, erzeugten Sie zu viel Spannung. Würden Sie nur dehnen, fehlten Ihnen Kraft und Stabilität in den Muskeln und Sie gerieten in eine Hypermobilität, ein unnatürliches Übermaß an Beweglichkeit. Dies kann langfristig zu einer funktionellen Instabilität führen, die eine schmerzhafte Bewegungseinschränkung zur Folge hätte. Diese wieder zu korrigieren, wäre mit einem langen und mühsamen Trainings- und Therapieprozess verbunden.

Frauen tendieren eher zu mehr Beweglichkeit in den Gelenken und laxeren Bändern; sie sollten sich deshalb eher Kräftigungsübungen (im schmerzfreien Zustand) widmen. Männer wiederum neigen primär zu Verkürzungen, wobei die Kraft vergleichsweise langsamer abnimmt. Sie sollten eher in Dehnungen und Mobilisationsübungen investieren. Doch wie immer bestätigen Ausnahmen die Regel: Mit fortschreitendem Alter werden Kräftigungsübungen für beide Geschlechter immer wichtiger.

Ist 50 wirklich das neue 30?

Wenn wir die nackten Zahlen betrachten, spricht nicht viel dafür, dass alle 50-Jährigen heute so fit sind wie 30-Jährige. Laut der Deutschen Gesellschaft für Schmerzmedizin leben insgesamt bis zu 23 Millionen Menschen mit chronischen Schmerzen.[2] Hierzu gehören in erster Linie Rückenschmerzen, Gelenkschmerzen, Kopfschmerzen und Nervenschmerzen. Über zwei Millionen der chronischen Schmerzpatienten leiden sogar an schwersten chronischen Schmerzen mit psychischen Beeinträchtigungen. Ein Jungbrunnen voller Kraft und Vitalität sieht anders aus. Hinzu kommen die Ausmaße der Arthroseerkrankungen. In Deutschland leiden derzeit etwa fünf Millionen Menschen an den Folgen der Arthrose, bei zwei Millionen ist dies sogar täglich der Fall.

Betrachtet man diese Zahlen altersabhängig, können laut Statistik Austria bei den 45- bis 74-Jährigen etwa 39 Prozent behaupten, sie hätten keine Schmerzen. Bei den 30- bis 44-Jährigen sind es zwar mit knapp unter 50 Prozent mehr Menschen, die über keine Schmerzen klagen, jedoch nur um zehn Prozent mehr als bei jenen, die bis zu 45 Jahre älter sind. Im Umkehrschluss bedeutet das, dass knapp über 50 Prozent der 30- bis 44-Jährigen von leichten, mäßigen, starken oder sehr starken körperlichen Schmerzen berichten.[3]

Wenn man früher von der Vitalität eines 30-Jährigen geschwärmt hat, ging man von einer hohen Energie im Alltag und Sport, von Kraft und Stabilität sowie einer gewissen Unermüdlichkeit aus. Sehen wir uns den durchschnittlichen 30-Jährigen heute an, dann ist die berufliche und familiäre Belastung im Alltag sehr groß, dann kommen Bewegung und Sport deutlich zu kurz und dann stellen Rücken-, Knie- oder Kopfschmerzen keine Ausnahme dar. Somit stellen sich zwei Fragen: Ist dies erstrebenswert und wie soll es weitergehen? Wie sieht unsere körperliche und auch psychische Konstitution ab 50, 60 oder 70 aus? Sollte der reißerische Satz dann nicht eher lauten: »30 ist das neue 50«?

---

2 https://www.dgschmerzmedizin.de/.

3 https://www.statistik.at/statistiken/bevoelkerung-und-soziales/gesundheit/gesundheitszustand/gesundheitszustand-selbstberichtet.

Bewegung ja, aber wie?

Dass Bewegung vonnöten ist, egal in welchem Alter, ist wohl unumstritten. Gleichzeitig aber ist natürlich auch die Frage berechtigt, wie man sich denn bewegen soll, wenn scheinbar jede Bewegung schmerzhaft ist. Kann man mit Bewegung auch etwas falsch machen, die Schmerzen also eher noch verstärken? Wie bewege ich mich wirklich gesund, so, dass mir die Bewegung tatsächlich guttut? Und was bedeutet gesunde Bewegung, wenn eine schmerzhafte Einschränkung des Bewegungsapparats wie beispielsweise eine Arthrose vorliegt?

Arthrose – Damoklesschwert einer ganzen Generation

Etwa ein Viertel aller Deutschen leidet an Funktionseinschränkungen des Bewegungsapparats. Hinzu kommt, dass die Dunkelziffer wahrscheinlich sehr hoch ist, da sich viele Betroffene nicht darüber im Klaren sind, dass sie eine Erkrankung entwickelt haben. Etwa fünf Millionen Menschen in Deutschland leiden an symptomatischen Arthrosen – diese Abnutzung ist die weltweit häufigste Gelenkerkrankung. Frauen sind generell häufiger betroffen als Männer.

Das Hauptsymptom der Arthrose, die die Gelenkabnutzung oder auch den Gelenkverschleiß bezeichnet, ist die Einschränkung der Beweglichkeit durch den Abbau des Knorpels mit oft folgenden Schmerzen in und um das Gelenk. Grundsätzlich können alle Gelenke davon betroffen sein, die am häufigsten betroffenen sind die Hüften (Coxarthrose), die Knie (Gonarthrose), die Finger und die Wirbelsäulengelenke (Spondylarthrose).

Als klassisches Erstsymptom der Arthrose gilt der sogenannte Anlaufschmerz: Morgens, nach dem Aufwachen, sind die Gelenke noch steif und unbeweglich. Diese arthrosebedingte Morgensteifigkeit hält jedoch nur maximal 30 Minuten an und wird durch Bewegung besser. Die Steifigkeit in den Gelenken kann ebenso nach längeren Ruhephasen im Sitzen oder im Liegen auftreten.

Auch angeborene oder erworbene Fehlstellungen wie X-Beine oder einseitige Belastungen können der Hauptverursacher für degenerative (= abbauende) Veränderungen im Knorpel des Gelenks sein. Ebenso können schlecht ausgeheilte Verletzungen und ein Mangel an Bewegung die Wahrscheinlichkeit, an Arthrose zu erkranken, erhöhen.

Wir haben es demnach mit sehr vielen, manchmal scheinbar diametral entgegengesetzten Ursachen zu tun. Dabei ist eine regelmäßige, aber auch sinnvolle Bewegung nicht nur die beste Therapie, sondern auch die effektivste Prävention, damit der Abbauprozess im Gelenk hinausgezögert werden kann oder es gar nicht erst so weit kommt. Und speziell die Generationen 50+, 60+ und 70+ sind am häufigsten von den Folgeproblemen der Arthrose betroffen.

Nicht auf einen Faktor zurückzuführen

Risikofaktoren wie das Alter oder Übergewicht werden insbesondere in Bezug auf Arthrose ausgesprochen kontrovers diskutiert. In einigen wissenschaftlichen Studien wird ein Zusammenhang zwischen Alter und/oder Übergewicht und Arthrose hergestellt, in anderen nicht. Auch hier zeigt sich wieder, wie unterschiedlich die Ursachen und Gründe für abgenutzte Gelenke sein können.

Doch eines steht fest: Durch die Einschränkung der Beweglichkeit wird das Gelenk zwangsläufig weniger benutzt. Dadurch werden Schon- und Fehlhaltungen unbewusst verstärkt und das Gewebe um das Gelenk herum wird nicht mehr in gleichem Ausmaß stimuliert. Es kommt vor allem in den Faszien, also im Bindegewebe, zu Verklebungen, Elastizitätsverlust und Steifigkeit, wodurch die Schmerzrezeptoren, die dort in großer Anzahl vorhanden sind, aktiviert werden. Anlauf- und Belastungsschmerzen sind die unangenehme Folge, jedoch nicht unbedingt ein Anhaltspunkt für den Schweregrad der Arthrose.

Unabhängig vom Stadium und von den begleitenden Symptomen ist also Bewegung erforderlich, um den Abbauprozess des Knorpels aufzuhalten oder ihn zumindest zu verlangsamen. Es gibt somit durchaus eine Alternative zu Schmerzmitteln, Knorpelaufbausubstanzen, Hormonen und gelenkerhaltenden sowie gelenkersetzenden Operationen: Übungen, die die richtigen Bewegungswinkel der Gelenke ansteuern und das umliegende Muskel- sowie Fasziengewebe anregen und beleben.

Für Bewegung ist es nie zu spät – mein gebührenfreies Rezept für Sie!

Viele negative Glaubenssätze haben wir unbewusst abgespeichert, etwa: »Mit dem Alter kommen die Probleme«, »Ab 50 geht's bergab« oder »Alt und gebrechlich sollte man nicht werden«. Die Liste könnte ich wohl unendlich fortführen.

Und wenn Sie sich in der zweiten Lebenshälfte befinden, dann werden Sie womöglich jetzt denken: »Der Herr Doktor hat gut reden. Ist selbst nicht so alt wie ich und will mir erklären, dass mein Rücken nicht schmerzen muss!« Und ja, Sie haben vollkommen recht: Ich kenne Ihre persönlichen Beschwerden nicht und bin auch nicht genauso alt wie Sie, aber nach weit über 10 000 Patienten, von denen die meisten über 50 Jahre alt sind, lassen sich doch Erfahrungen mit Tendenzen verknüpfen.

Ich kann Ihnen eines mit großer Sicherheit sagen: Alle meine Patienten, die sich auf sinnvolle Bewegungen oder Übungen eingelassen haben, haben es nicht bereut. Sie haben die wertvollen positiven Effekte gespürt und damit ihre Lebensqualität verbessert. Und damit meine ich nicht die ohnehin schon sportlichen Mittfünfziger am Ende ihrer Midlife-Crisis, sondern auch viele Patienten jenseits der 80. Dies freut mich immer ganz besonders, denn es zeigt, dass es nie zu spät ist, um mit einer den Lebensumständen angepassten Bewegung anzufangen.

Nutzen Sie also gemeinsam mit mir die in diesem Buch vorgestellten variantenreichen Übungen und Programme, die Sie auch gern mit den Angeboten auf meinen sozialen Kanälen verbinden können. Sie können nichts verlieren, nur gewinnen!

Schmerzen während der Übungen – gut oder schlecht?

Ein weiteres heiß diskutiertes Thema sind Schmerzen während einer Übung. Manche Menschen schwören tatsächlich darauf, dass Bewegung nur etwas bringt, wenn sie richtig wehtut. In Wirklichkeit gibt es aber nur einen Schmerz, der während der Ausführung der Übungen tolerierbar, ja sogar erwünscht ist: der sogenannte Dehnungsschmerz. Leider ist der Begriff etwas irreführend, da es sich bei ihm weniger um einen Schmerz als vielmehr um ein Dehnungsgefühl handelt. Alle anderen Schmerzen wollen wir beim Üben keinesfalls auslösen!

Der Dehnungsschmerz ist ein gerade noch angenehmes, intensives Dehnungsgefühl, bei dem nach Beendigen der Übung eine Erleichterung eintritt. Dabei wird die Spannung im Muskel- und Fasziengewebe reduziert, insbesondere dann, wenn die Dehnung mindestens 30 Sekunden lang gehalten wird. Auf diese Weise erzielen Sie die besten Effekte. Einschießende, brennende, stechende oder entzündliche Schmerzen sollten auf keinen Fall auftreten, da sie die Situation nur verschlimmern und darauf hinweisen, dass die Übung für Sie gerade nicht geeignet ist. Ein entzündetes Gelenk oder eine rötliche und geschwollene Region sollte nie in eine Übung integriert werden. Ist dies der Fall oder sind Sie unsicher, sollten Sie den Arzt Ihres Vertrauens kontaktieren, um Ihre Beschwerden professionell von ihm abklären zu lassen.

Das soll aber nicht heißen, dass Übungen, bei denen Sie keinen Dehnungsschmerz verspüren, wirkungslos wären. Denn Sie dehnen auch Muskeln in Bewegungen und Winkeln, bei denen Sie gar keine Dehnung wahrnehmen. Dazu ein Beispiel: Beugen Sie Ihren Ellbogen. Nicht alle werden die Dehnung im Trizeps – dem Muskel an der Rückseite des Oberarms gegenüber dem Bizeps – spüren. Trotzdem ist eine Dehnung dieses Muskels erforderlich, um den Bizeps als Gegenspieler zu kontrahieren, also zusammenzuziehen. Auch bei Kräftigungs- und Stabilitätsübungen werden Sie keine Dehnung wahrnehmen. Dies ist auch nicht das Ziel dieser Übungen. Dehnübungen sind dann von großer Bedeutung, wenn sie eine schmerzhafte oder verspannte Region ansprechen.

Was (richtige) Bewegung bewirken kann

Eine gesunde und sinnvolle Bewegung, angepasst an Ihre individuellen Möglichkeiten und derzeitigen Rahmenbedingungen, hat immer positive Effekte, und das auf mehreren Ebenen:

- **Gelenke, Knochen und Knorpel:** Der Knochen- und Knorpelabbau verlangsamt sich, der Gelenkverschleiß setzt später oder nicht in dem Ausmaß ein und die Knochenfestigkeit geht im Alter nicht so schnell verloren.

- **Muskeln, Sehnen, Faszien und Bänder:** Eine kräftige Muskulatur ist auch im fortgeschrittenen Alter möglich und schützt Knochen und Gelenke. Sie regt den Organismus durch eine vermehrte Durchblutung an und stärkt dadurch das Immunsystem.

- **Immun- und Hormonsystem:** Die Myokine, wichtige hormonähnliche Botenstoffe, werden freigesetzt. Sie hemmen die Entzündungsaktivität im Körper.

- **Herz-Kreislauf-System:** Bluthochdruck kann verringert werden, wodurch schwere Erkrankungen wie Herzinfarkt, Schlaganfall oder Herzrhythmusstörungen weniger wahrscheinlich werden. Zusätzlich kommt es zu weniger Gefäßverstopfungen (Arteriosklerose), die diese Zivilisationskrankheiten ebenso auslösen können.

- **Stoffwechsel:** Durch Bewegung ergibt sich ein geringeres Risiko, an Diabetes mellitus zu erkranken oder mit Übergewicht kämpfen zu müssen.

- **Schmerzfreiheit:** Aktive Menschen leiden weniger an Schmerzen im Bewegungsapparat.

- **Gehirn:** Bei aktiven Menschen sinkt das Risiko, an Demenz zu erkranken, deutlich. Bewegung regt auch die Gehirnaktivität an und stärkt das Gedächtnis sowie die Konzentrationsfähigkeit.

- **Psyche und Gemüt:** Bewegung fördert die Resilienz (Widerstandsfähigkeit) und ermöglicht ein leichteres Abschalten von den Belastungen des Alltags. Zudem verbessert sie unsere Grundstimmung.

- **Krebsrisiko:** Aktive Menschen weisen ein geringeres Risiko auf, an Darm-, Brust- oder Prostatakrebs zu erkranken, den häufigsten Krebsformen.

- **Soziale Kontakte:** Gemeinsame Bewegung fördert den sozialen Austausch.

- **Schlaf:** Wer sich tagsüber bewegt, erholt sich nachts deutlich besser.

KAPITEL 2

FIT UND SCHMERZFREI FÜR DIE GENERATION 50+

Die gute Nachricht vorweg: Es ist nie zu spät, um in Bewegung zu kommen! Doch erfahrungsgemäß tun wir uns oft schwer damit, vor allem dann, wenn Bewegung nicht ohnehin schon fester Bestandteil unseres Alltags ist. Wenn Sie aber wissen, wo Sie in Bezug auf Ihr Fitnesslevel stehen, wie es also um Ihre Beweglichkeit, Kraft, Koordinationsfähigkeit und Ausdauer bestellt ist, haben Sie einen sehr guten Ausgangspunkt, um ab sofort mehr Bewegung in Ihr Leben zu bringen.

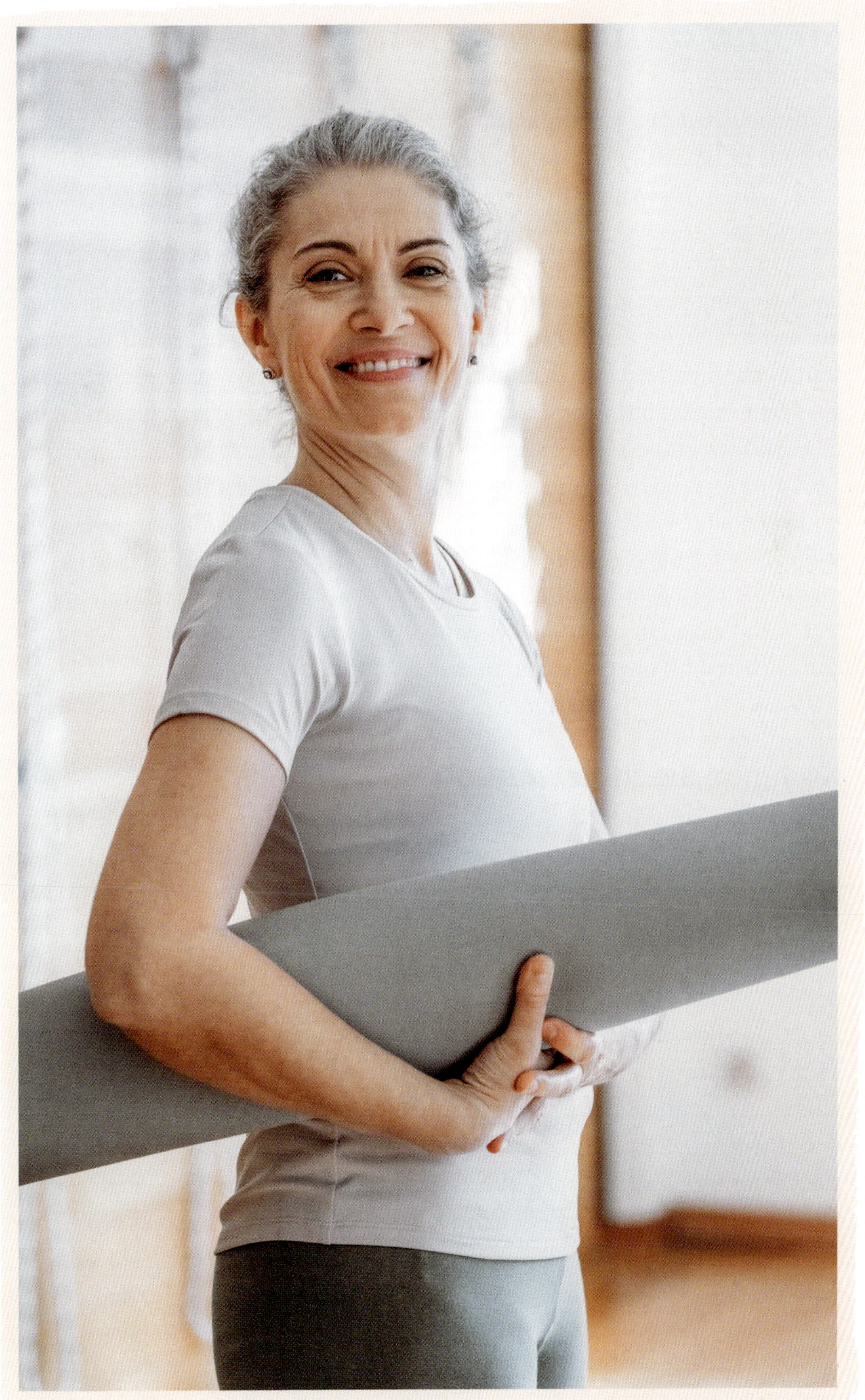

Fit und gesund bis ins hohe Alter

Natürlich ist es ein Vorteil, bereits in jüngeren Jahren mit Bewegung begonnen zu haben, doch ist es für den Einstieg nie zu spät. Menschen, die in einem guten Zustand sehr alt werden, vereint vor allem eines: regelmäßige Bewegung!

Ist Bewegung aber nicht automatisch in unseren Alltag integriert, kostet es die meisten Menschen enorme Überwindung, damit zu beginnen. Häufig sind es dann auftretende Beschwerden, die uns anzeigen, dass endlich etwas passieren muss. Und diesen Beschwerden können Sie mit den Übungen in diesem Buch entgegensteuern oder gar vorbeugen. Denn wer auch im fortgeschrittenen Alter noch regelmäßig in Schwung kommt, kann die meisten typischen altersbedingten Beschwerden und Krankheiten lindern oder dafür sorgen, dass diese gar nicht erst auftreten. Bedenken Sie stets eines: Der menschliche Körper ist auf Bewegung, nicht auf Bewegungslosigkeit angelegt – und zwar ein ganzes Leben lang. An dieser Tatsache wird sich auch in den nächsten 50 oder 500 Jahren nichts ändern.

Kommen Sie in Bewegung

Gründe, jetzt sofort in Bewegung zu kommen, gibt es viele. Für die meisten Menschen ist es wie gesagt der Wunsch, damit Schmerzen und Beschwerden zu lindern. Für viele andere ist es aber auch das Ziel, die körperliche und geistige Fitness zu erhalten, um Freizeit, Reisen und vielleicht die Enkelkinder genießen zu können. Ganz gleich, welches Motiv Sie antreibt: Nutzen Sie es als Motivationsspritze. Ich kann Ihnen versprechen, dass der Aufwand, die Intensität und die Hürde, die hier vorgestellten Übungen durchzuführen, kleiner sind, als Sie im ersten Moment glauben würden. Und wenn sich der innere Schweinehund doch einmal durchzusetzen droht, schlagen Sie zurück und tricksen ihn aus! Blockieren Sie sich alle zwei Tage einen 15-minütigen Termin im Kalender, der nur Ihnen und Ihren Übungen gehört. Fragen Sie sich gar nicht, ob Sie mit den Übungen beginnen sollen, sondern tun Sie es einfach, mit der gleichen Selbstverständlichkeit wie Zähne putzen, duschen oder zum Friseur gehen. Sie müssen die Übungen nicht täglich machen – drei- bis viermal die Woche ist ein wunderbarer Einstieg. Die meisten entwickeln im Laufe der Zeit ein eigenes Gefühl dafür, wie oft sie die Übungen durchführen wollen. Dabei nimmt die Häufigkeit eher zu, und das ganz ohne Druck und Zwang.

Der bewährteste Trick: Ein oder mehrere Übungspartner

Zu zweit oder in der Gruppe rafft man sich viel eher auf als allein. Suchen Sie sich deshalb einen oder mehrere Gleichgesinnte, mit denen Sie spazieren gehen, Sport machen oder die Übungen in diesem Buch gemeinsam durchführen. Sollten Sie niemanden finden, können Sie auch verschiedene Onlineangebote nutzen. Ich selbst führe Sie im Onlinekurs »Fit und schmerzfrei« durch kürzere und längere Übungsprogramme für alle Körperregionen. Derlei Möglichkeiten erleichtern den Einstieg ungemein. Bevor Sie jedoch mit den Übungen beginnen, sollten Sie die folgenden Selbst-Checks absolvieren. Diese liefern Ihnen wichtige Informationen über Ihren derzeitigen Istzustand im Bewegungsapparat. Aus den Ergebnissen können Sie bereits erste Rückschlüsse ziehen, die Ihnen die Auswahl der Übungen und Programme erleichtern werden.

Selbst-Checks: Wie fit sind Sie?

Nun haben Sie die Möglichkeit, sich selbst zu testen. Wir wollen uns die einzelnen Bereiche Ihrer derzeitigen körperlichen Fitness genauer ansehen, um eine persönliche Einschätzung zu erhalten. Dies hilft Ihnen festzustellen, in welchem Bereich Sie im Augenblick womöglich gut oder besser abschneiden als gedacht und in welcher Disziplin Sie in näherer Zukunft den Fokus eher auf Aktivität legen sollten. Seien Sie bei der Bewertung immer ehrlich, auch wenn das Ergebnis nicht Ihren Vorstellungen entsprechen sollte. Sie müssen sich vor niemandem rechtfertigen – Sie sind die Testperson und der Tester. Schummeln gilt nicht. Außerdem empfehle ich Ihnen, die Tests von Zeit zu Zeit zu wiederholen, um Ihren Trainingserfolg zu überprüfen.

Die vier großen Bereiche der körperlichen Fitness

Fitness auf körperlicher Ebene setzt sich aus verschiedenen Faktoren zusammen, die nicht nur im Training, sondern auch im Alltag eine Rolle spielen. Dabei handelt es sich um die vier großen Bereiche Beweglichkeit, Kraft, Koordinationsfähigkeit und Ausdauer. Nicht alle Bereiche können in einem Buch dieses Umfangs bis ins kleinste Detail behandelt werden, doch sprechen die hier vorgestellten Übungen und Programme sie alle an.

Die Dehnungs- und Mobilisationsübungen helfen Ihnen, Ihre Beweglichkeit zu erhalten oder zu verbessern. Je beweglicher wir in Kombination mit einer guten Basiskräftigung des Körpers sind, desto leichter, freier und eben beweglicher fühlen wir uns. Die Spannung in unserem Muskel- und Fasziengewebe wird größtenteils vom Körper selbst austariert werden können, und die Beweglichkeit in den Gelenken führt zu weniger oder einem späteren Verschleiß.

Die Kräftigungsübungen in diesem Buch unterstützen Sie dabei, mehr Kraft und Stabilität im Alltag zu erlangen. Für ältere Menschen ist dies im Hinblick auf eine erhöhte Sturz- und damit Knochenbruchgefahr besonders wichtig. Für Menschen mittleren Alters ist ein kräftiger Körper die Voraussetzung dafür, den Herausforderungen und Belastungen des Alltags widerstandsfähiger entgegentreten zu können.

Die Koordinationsfähigkeit wird vor allem durch die Balanceübungen angesprochen. Die Orientierungsfähigkeit, als Teil der Koordination, wird dadurch ebenso trainiert, gleichzeitig wird sie über die Propriozeptoren, die Wahrnehmungsfühler in den Faszien, stimuliert. Gleichgewicht und Orientierung spielen eine große Rolle für das Sicherheitsgefühl im Alltag, vor allem in Bezug auf Stürze.

Zum expliziten Trainieren der Ausdauer bedarf es eines speziellen Trainingsprogramms. Dafür sind Übungen zwar ein feiner Einstieg, doch trainieren Sie die Ausdauer mit längeren Gehstrecken, Radfahren, Joggen, Schwimmen und anderen Ausdauersportarten intensiver.

Checkpoint Beweglichkeit

Beweglichkeit gehört zu den bedeutendsten Ressourcen im Alter – sich schmerzfrei bücken, strecken und umdrehen zu können, ist für viele Menschen keine Selbstverständlichkeit. Testen Sie jetzt mit mir Ihre Beweglichkeit!

Rücken

Stellen Sie sich aufrecht hin, die Beine sind hüftbreit geöffnet. Beugen Sie sich nun mit gestreckten Knien so weit wie möglich nach vorn. Wenn Sie einen Schmerz verspüren, brechen Sie ab. Die Knie müssen gestreckt bleiben. Sobald die Knie gebeugt werden, ist das Ende der Vorbeuge erreicht und das Ergebnis einzutragen.

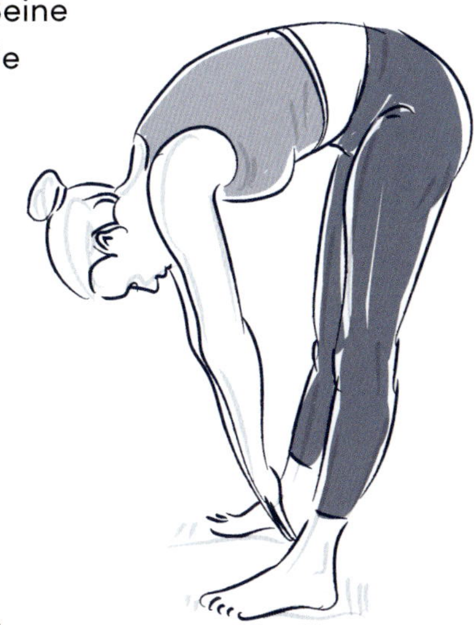

Punktevergabe

Ich greife zum Boden. ▶ **5 Punkte**

Ich greife zu den Füßen. ▶ **4 Punkte**

Ich greife zu den Knöcheln. ▶ **3 Punkte**

Ich greife zu den Schienbeinen. ▶ **2 Punkte**

Ich greife zu den Knien oder oberhalb davon. ▶ **1 Punkt**

Ich verspüre einen Schmerz. ▶ **0 Punkte**

Hüften

Legen Sie sich auf den Rücken und ziehen Sie ein angewinkeltes Bein so weit es geht zur Brust heran, während das andere Bein auf dem Boden gestreckt bleibt. Der Fuß des gestreckten Beins darf dabei nicht vom Boden abheben, und das Knie darf nicht nach außen gedreht werden. Anschließend wiederholen Sie den Test auf der anderen Seite.

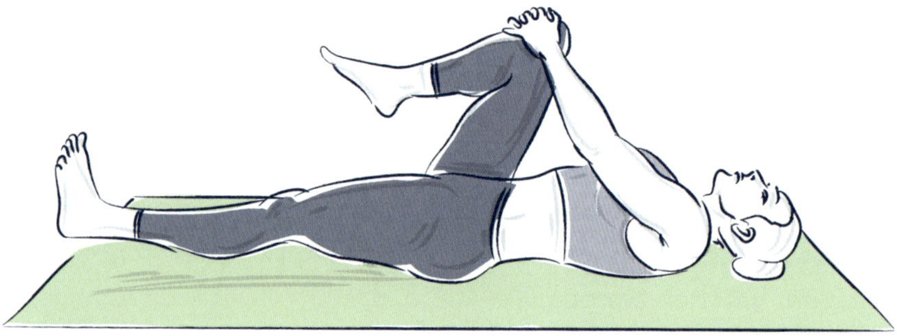

Punktevergabe rechts

Ich kann das Knie so weit heranziehen, dass sich meine Arme beugen müssen. ▶ **2 Punkte**

Ich kann das Knie so weit heranziehen, dass die Arme gestreckt bleiben. ▶ **1 Punkt**

Ich spüre dabei Schmerzen in der Leistengegend. ▶ **0 Punkte**

Punktevergabe links

Ich kann das Knie so weit heranziehen, dass sich meine Arme beugen müssen. ▶ **2 Punkte**

Ich kann das Knie so weit heranziehen, dass die Arme gestreckt bleiben. ▶ **1 Punkt**

Ich spüre dabei Schmerzen in der Leistengegend. ▶ **0 Punkte**

Knie

Kommen Sie am Boden auf die Knie und richten Sie zunächst den Oberkörper auf (1). Setzen Sie sich anschließend am Boden auf Ihre Fersen. Dabei strecken Sie die Zehen nach hinten aus (2).

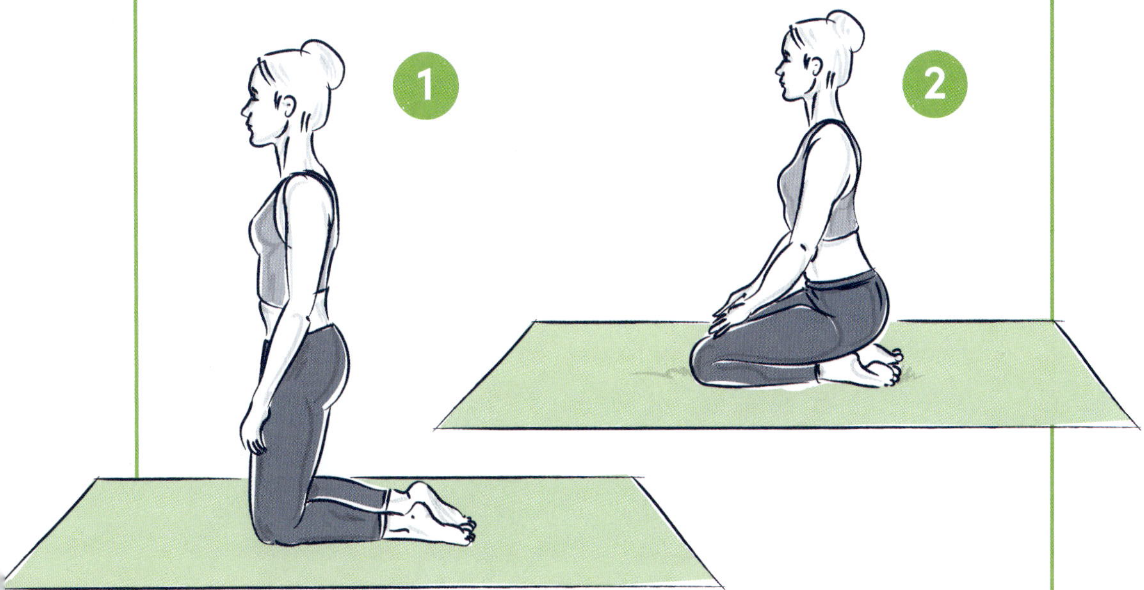

Punktevergabe

Ich kann mich ohne Schmerzen auf die Fersen setzen und dabei die Knie maximal beugen. ▶ **3 Punkte**

Ich kann aus dem aufrechten Kniestand Richtung Fersen kommen, mich aber nicht ganz absetzen. ▶ **2 Punkte**

Ich spüre dabei Schmerzen in der Leistengegend. ▶ **1 Punkt**

Ich spüre Schmerzen in den Knien, wenn ich mich in den Fersensitz begebe. ▶ **0 Punkte**

Schultern/Arme

Greifen Sie im Stehen mit einer Hand hinter Ihrem Körper auf Höhe der Brustwirbelsäule so weit es geht nach oben. Führen Sie das ohne Schwung und ohne Hilfe der anderen Hand aus, sonst ist der Test ungültig. Es geht um eine normale und flüssige Bewegung. Mit der anderen Hand greifen Sie nun von oben entlang der Wirbelsäule in Richtung untere Hand. Auch diese Bewegung wird ohne Schwung und Krafteinsatz durchgeführt. Der nun entstandene Abstand zwischen den Händen zeigt die Beweglichkeit in den Schultergelenken. Führen Sie diesen Test auch auf der anderen Seite durch!

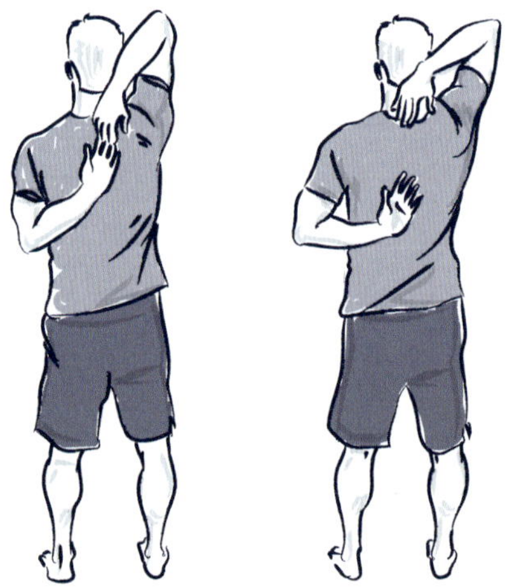

Punktevergabe

Die Finger berühren einander auf beiden Seiten. ▶ **4 Punkte**

Es herrscht ein Abstand von 10 Zentimetern zwischen den Fingerspitzen der Hände auf einer oder beiden Seiten.
▶ **3 Punkte**

Es herrscht ein Abstand von 20 Zentimetern zwischen den Fingerspitzen der Hände auf einer oder beiden Seiten. ▶ **2 Punkte**

Es herrscht ein Abstand von mehr als 20 Zentimetern zwischen den Fingerspitzen der Hände auf einer oder auf beiden Seiten.
▶ **1 Punkt**

Ich verspüre einen Schmerz beim Durchführen auf einer oder beiden Seiten. ▶ **0 Punkte**

Auswertung

Nun zählen Sie alle gesammelten Punkte zusammen und errechnen Ihr Gesamtergebnis für die Beweglichkeit der großen und wichtigsten Regionen in Ihrem Bewegungsapparat. Dies stellt eine Orientierungshilfe dar, mit der Sie die Übungs- und Trainingsauswahl gezielter treffen können. Ergeben sich Schwachstellen vor allem in einem oder zwei Bereichen, konzentrieren Sie sich ab nun auf diese. Zusammen mit den Ergebnissen der anderen Tests erhalten Sie eine gute Übersicht über die Bereiche, in denen Sie derzeit über das größte Potenzial verfügen.

13–16 Punkte: Sie verfügen derzeit über eine gute Beweglichkeit, top! Im Augenblick ist ein spezieller Fokus hier nicht erforderlich, vergessen Sie aber in Zukunft nicht, hin und wieder Dehn- und Mobilisationsübungen durchzuführen.

9–12 Punkte: Das ist schon ein gutes Ergebnis! Möglicherweise gibt es aber einen Bereich, der Sie das Topergebnis nicht ganz hat erreichen lassen. Konzentrieren Sie sich von nun an auf diesen.

0–8 Punkte: Etwas mehr Beweglichkeit in allen Gelenken würde Ihnen guttun. Fangen Sie gleich an und starten Sie mit mir durch! Wählen Sie eine Region, die Ihnen am meisten Freude bereitet oder in der Sie im Moment Schmerzen oder Einschränkungen verspüren.

Checkpoint Kraft

Wie steht es um Ihre Kraft? Sie bildet die Grundlage dafür, dass wir die wichtigsten Tätigkeiten in Alltag, Sport und Freizeit ausüben können. Testen Sie jetzt die Kraft in den wichtigsten Partien Ihres Körpers!

Beine

Bei dieser Übung machen Sie einen Ausfallschritt. Legen Sie sich dafür bei Bedarf zunächst eine weiche Unterlage für das Knie, das Sie später am Boden absetzen, bereit. Strecken Sie dann im Stehen mit hüftbreit geöffneten Beinen die Arme gerade nach oben (1). Setzen Sie nun einen Fuß so weit wie möglich nach vorn (2). Das vordere Bein ist dabei im rechten Winkel gebeugt, das hintere Bein ist gestreckt. Setzen Sie dann langsam das hintere Knie am Boden ab (3). Heben Sie das Knie wieder an und kommen Sie zurück nach oben.

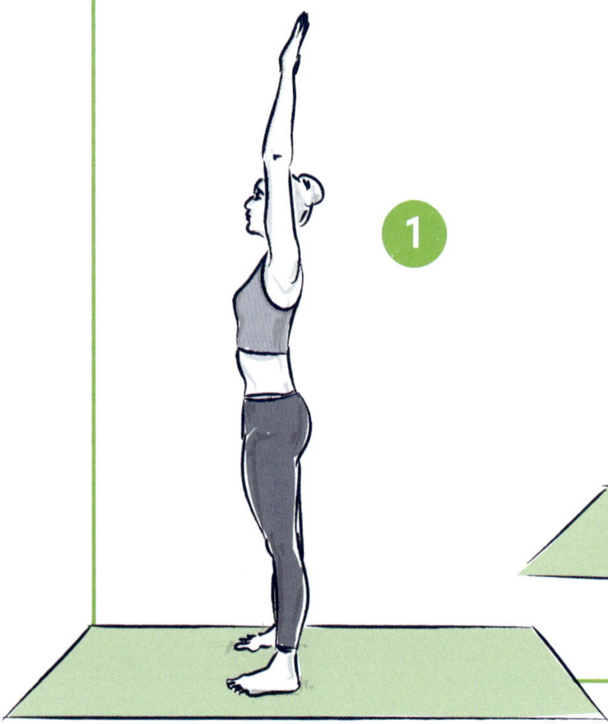

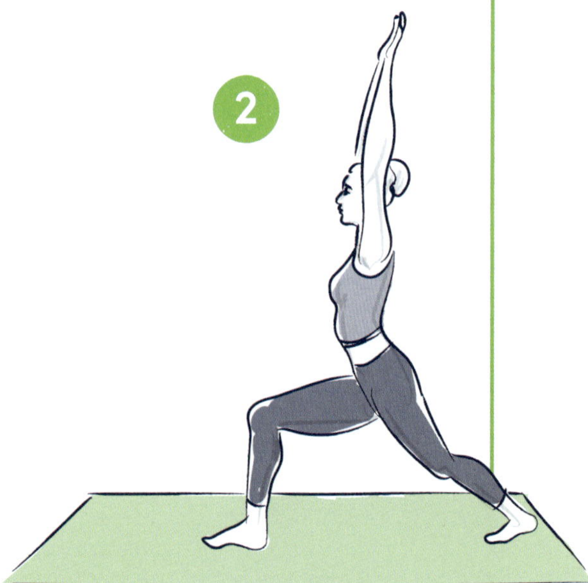

Punktevergabe rechtes Bein vorn
Ich kann den Test zur Beinkraft stabil und ohne zu wackeln ausführen. ▶ **2 Punkte**

Ich kann den Fuß stabil und ohne zu wackeln nach vorn setzen, das Knie jedoch nicht ablegen. ▶ **1 Punkt**

Ich kann den Fuß nicht bzw. nicht ohne zu wackeln nach vorn setzen. ▶ **0 Punkte**

Punktevergabe linkes Bein vorn
Ich kann den Test zur Beinkraft stabil und ohne zu wackeln ausführen. ▶ **2 Punkte**

Ich kann den Fuß stabil und ohne zu wackeln nach vorn setzen, das Knie jedoch nicht ablegen. ▶ **1 Punkt**

Ich kann den Fuß nicht bzw. nicht ohne zu wackeln nach vorn setzen. ▶ **0 Punkte**

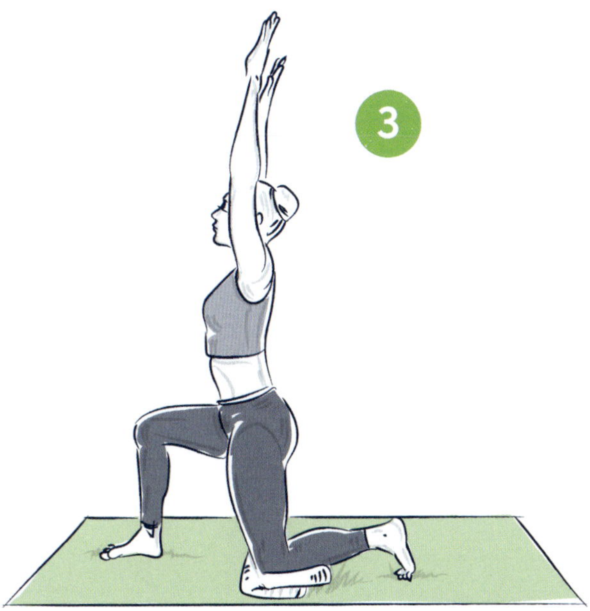

Rumpf 1

Strecken Sie in Bauchlage die Arme nach vorn aus und heben Sie mit der Einatmung Kopf und Brustbein an (1). Mit der Ausatmung legen Sie sich wieder ab (2).

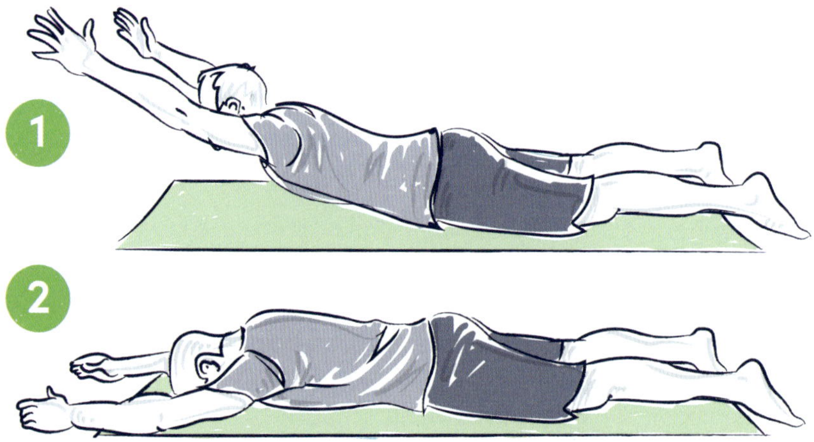

Punktevergabe

Ich schaffe mehr als 15 Wiederholungen. ▶ **3 Punkte**

Ich schaffe mehr als 10 Wiederholungen. ▶ **2 Punkte**

Ich schaffe bis zu 9 Wiederholungen. ▶ **1 Punkt**

Ich kann dies (schmerzfrei) nicht ausführen. ▶ **0 Punkte**

Rumpf 2

Beugen Sie in Rückenlage die Beine so in der Luft, dass sich Knie und Hüften im rechten Winkel zueinander befinden. Strecken Sie die Arme nach hinten und atmen Sie dabei ein (1). Ausatmend kommen Sie mit Armen und Oberkörper nach vorn. Kopf und Schultern sollten sich dabei vom Boden abheben, die Arme strecken Sie seitlich der Knie nach vorn aus. Die Beine sind weiterhin gebeugt (2). Atmen Sie dann wieder ein, legen Sie den Oberkörper ab und strecken Sie die Arme wieder nach hinten (1).

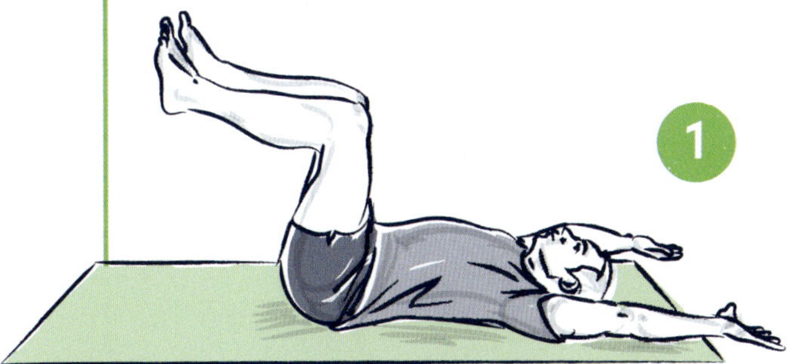

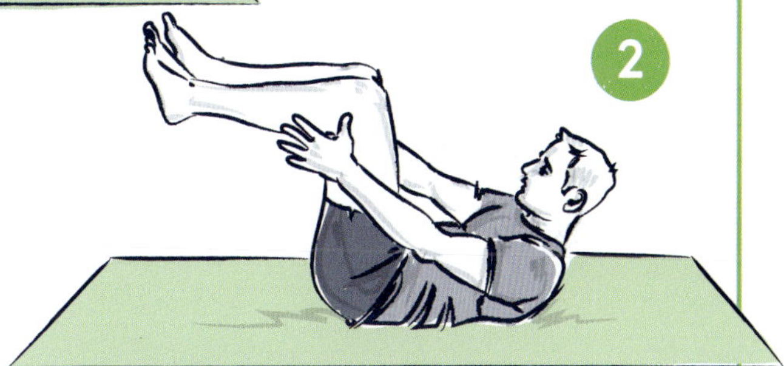

Punktevergabe

Ich schaffe mehr als 15 Wiederholungen. ▶ **3 Punkte**

Ich schaffe mehr als 10 Wiederholungen. ▶ **2 Punkte**

Ich schaffe bis zu 9 Wiederholungen. ▶ **1 Punkt**

Ich kann dies (schmerzfrei) nicht ausführen. ▶ **0 Punkte**

Schultern/Arme

Suchen Sie sich ein Fensterbrett oder einen anderen stabilen Widerstand, auf dem Sie sich auf halber Höhe festhalten können. Dort stützen Sie sich so ab, dass Beine und Arme in der Ausgangsposition gestreckt sind (1). Nun beugen Sie ausatmend die Arme, halten Oberkörper und Beine aber in der gestreckten Position (2). Achten Sie beim Beugen der Arme darauf, dass die Ellbogen nicht nach außen ausweichen, sondern am Körper anliegen. Strecken Sie einatmend wieder die Arme und kommen Sie in die Ausgangsposition zurück (1).

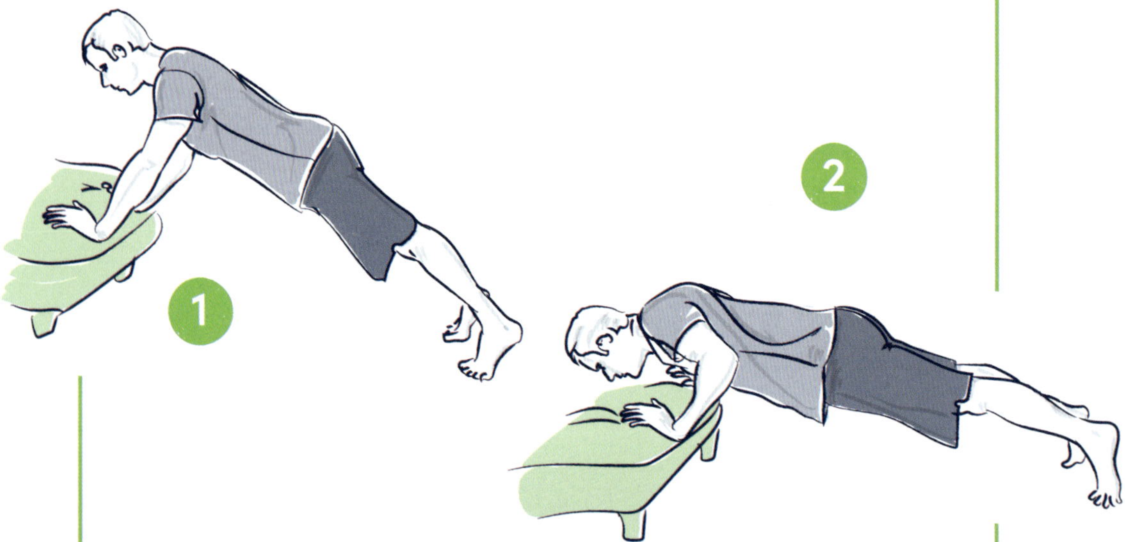

Punktevergabe

Ich schaffe mehr als 15 Wiederholungen. ▶ **3 Punkte**

Ich schaffe mehr als 10 Wiederholungen. ▶ **2 Punkte**

Ich schaffe bis zu 9 Wiederholungen. ▶ **1 Punkt**

Ich kann dies (schmerzfrei) nicht ausführen. ▶ **0 Punkte**

Auswertung

Nun zählen Sie alle gesammelten Punkte zusammen und errechnen Ihr Gesamtergebnis für die Kraft der großen und wichtigsten Muskelgruppen in Ihrem Bewegungsapparat. Dies stellt eine Orientierungshilfe dar, mit der Sie die Übungs- und Trainingsauswahl gezielter treffen können. Ergeben sich Schwachstellen vor allem in einem oder zwei Bereichen, konzentrieren Sie sich ab nun auf diese. Zusammen mit den Ergebnissen der anderen Tests erhalten Sie eine gute Übersicht über die Bereiche, in denen Sie derzeit über das größte Potenzial verfügen.

11–13 Punkte: Sie verfügen derzeit über eine gute Kraft, stark! Im Augenblick ist ein spezieller Fokus hier nicht erforderlich, vergessen Sie aber in Zukunft nicht, hin und wieder Kräftigungs- und Stabilitätsübungen durchzuführen.

7–10 Punkte: Das ist schon ein gutes Ergebnis! Möglicherweise gibt es aber einen Bereich, der Sie das Topergebnis nicht ganz hat erreichen lassen. Konzentrieren Sie sich von nun an auf diesen.

0–6 Punkte: Etwas mehr Kraft in allen großen Muskelgruppen würde guttun. Fangen Sie gleich an und starten Sie mit mir durch! Wählen Sie eine Region, die Ihnen am meisten Freude bereitet oder in der Sie im Moment das größte Kraftpotenzial wahrnehmen.

Checkpoint Koordination

Wie steht es um Ihr Gleichgewichtsgefühl und Ihre Geschicklichkeit? Sie bilden die Grundlage für Stabilität und Balance in Alltag und Sport. Testen Sie jetzt Ihre Koordination und Geschicklichkeit!

Balance 1

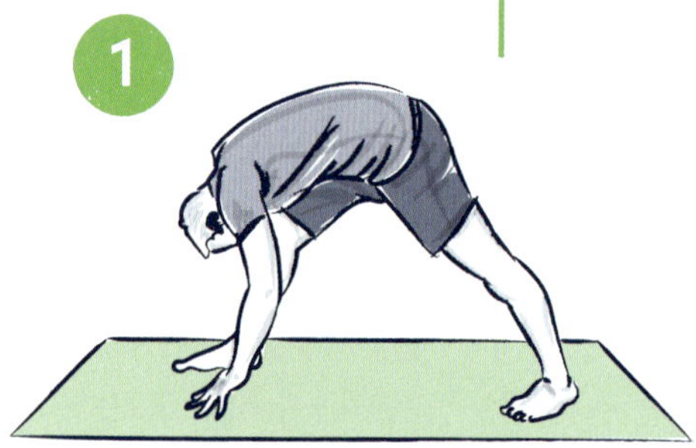

Machen Sie einen Ausfallschritt. Das hintere Bein ist dabei gestreckt, das vordere Bein ist leicht gebeugt. Greifen Sie nun mit beiden Armen zum Fuß oder zum Boden (1). Verlagern Sie anschließend Ihr Gewicht nach vorn und heben Sie das hintere Bein gestreckt vom Boden ab. Breiten Sie wie bei einem Flieger die Arme zur Seite aus (2). Führen Sie diese Bewegung langsam und kontrolliert aus und blicken Sie dabei nach unten. Kommen Sie zum Schluss wieder in die Ausgangsposition zurück (1).

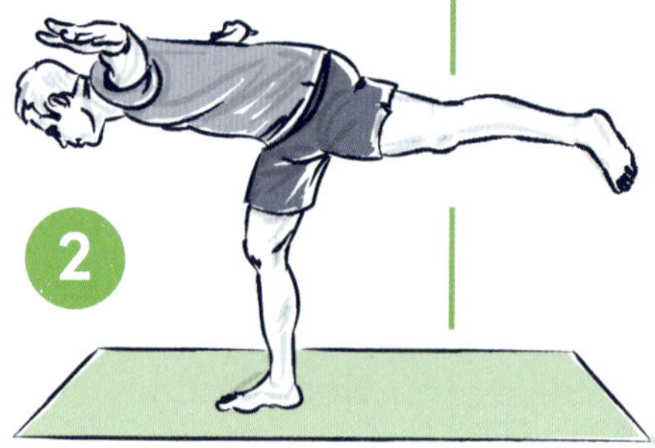

Punktevergabe rechtes Bein vorn

Ich kann den Test stabil und ohne zu wackeln mehr als 10-mal wiederholen.
▶ **2 Punkte**

Ich kann den Test stabil und ohne zu wackeln mehr als 5-mal wiederholen. ▶ **1 Punkt**

Ich kann das hintere Bein nicht bzw. nicht ohne zu wackeln heben. ▶ **0 Punkte**

Punktevergabe linkes Bein vorn
Ich kann den Test stabil und ohne zu wackeln mehr als 10-mal wiederholen. ▶ **2 Punkte**

Ich kann den Test stabil und ohne zu wackeln mehr als 5-mal wiederholen. ▶ **1 Punkt**

Ich kann das hintere Bein nicht bzw. nicht ohne zu wackeln heben. ▶ **0 Punkte**

Balance 2

Stellen Sie sich aufrecht hin und heben Sie ein Bein so an, dass Hüfte und Knie im rechten Winkel gebeugt sind. Schließen Sie nun die Augen. Zur Sicherheit können Sie den Test auch vor einer Wand durchführen. Die Arme sollten sich dabei kaum bewegen, auch die Position des Standbeins darf sich nicht verändern. Nur kleine Ausweichbewegungen sind erlaubt, andernfalls muss der Test abgebrochen werden.

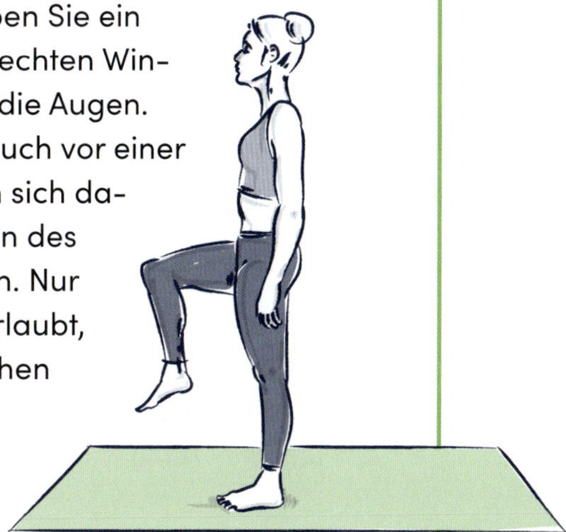

Punktevergabe rechtes Bein angehoben
Ich kann die Position stabil und ohne zu wackeln mit geschlossenen Augen mehr als 15 Sekunden halten. ▶ **2 Punkte**

Ich kann die Position stabil und ohne zu wackeln mit geschlossenen Augen mehr als 7 Sekunden halten. ▶ **1 Punkt**

Ich beginne sehr schnell zu wackeln oder muss die Augen öffnen. ▶ **0 Punkte**

Punktevergabe linkes Bein angehoben
Ich kann die Position stabil und ohne zu wackeln mit geschlossenen Augen mehr als 15 Sekunden halten. ▶ **2 Punkte**

Ich kann die Position stabil und ohne zu wackeln mit geschlossenen Augen mehr als 7 Sekunden halten. ▶ **1 Punkt**

Ich beginne sehr schnell zu wackeln oder muss die Augen öffnen. ▶ **0 Punkte**

Geschicklichkeit

Stellen Sie sich mit hüftbreit geöffneten Beinen aufrecht hin und halten Sie auf Hüfthöhe zwei aufgerollte Sockenpaare. Werfen Sie sie nun gleichzeitig nach oben in die Luft und fangen Sie sie wieder auf. Wie oft gelingt Ihnen dies?

Punktevergabe
Ich schaffe mehr als 10 Wiederholungen. ▶ **3 Punkte**

Ich schaffe mehr als 5 Wiederholungen. ▶ **2 Punkte**

Ich schaffe weniger als 5 Wiederholungen. ▶ **1 Punkt**

Ich kann dies nicht ausführen. ▶ **0 Punkte**

Alltagscheck

Können Sie sich aufrecht stehend und ohne sich irgendwo festzuhalten beide Schuhe anziehen?

Punktevergabe
Ja, das gelingt mir auf beiden Seiten. ▶ **3 Punkte**

Ja, das gelingt mir auf einer Seite. ▶ **2 Punkte**

Ich schaffe das nur mit Festhalten. ▶ **1 Punkt**

Ich kann dies nicht ausführen. ▶ **0 Punkte**

Auswertung

Nun zählen Sie alle gesammelten Punkte zusammen und errechnen Ihr Gesamtergebnis für die Koordination und Geschicklichkeit in Ihrem Körper, eine wichtige Grundlage für Stabilität und Balance. Dies stellt eine Orientierungshilfe dar, mit der Sie die Übungs- und Trainingsauswahl gezielter treffen können. Ergeben sich Schwachstellen vor allem in einem oder zwei Bereichen, konzentrieren Sie sich ab nun auf diese. Zusammen mit den Ergebnissen der anderen Tests erhalten Sie eine gute Übersicht über die Bereiche, in denen Sie derzeit über das größte Potenzial verfügen.

11–14 Punkte: Sie verfügen derzeit über eine gute Koordination, toll! Im Augenblick ist ein spezieller Fokus hier nicht erforderlich, vergessen Sie aber in Zukunft nicht, hin und wieder Balanceübungen in Ihre Bewegungsroutine zu integrieren.

7–10 Punkte: Das ist schon ein gutes Ergebnis! Möglicherweise gibt es jedoch eine Übung, die Ihnen besonders schwerfiel. Konzentrieren Sie sich von nun an auf diese!

0–6 Punkte: Etwas mehr Koordination, Balance und Geschicklichkeit würden Ihnen guttun. Fangen Sie gleich an und starten Sie mit mir durch! Im Kapitel »Kraft und Balance« (siehe S. 139ff.) sind Sie auf jeden Fall gut aufgehoben.

Checkpoint Ausdauer

Haben Sie genug Puste? Es fällt alles etwas leichter, wenn wir nicht so schnell ermüden. Dafür ist eine gute Ausdauer eine wichtige Grundlage und Voraussetzung. Wo stehen Sie mit Ihrer Ausdauer?

Der Puls

Ermitteln Sie zunächst Ihren Ruhepuls. Dies machen Sie am besten direkt nach dem Aufwachen oder einer längeren Ruhephase. Sie können den Puls mit einer Pulsuhr, einem Blutdruckmessgerät oder mit zwei Fingern am Hals oder Handgelenk feststellen. Legen Sie dafür Zeige- sowie Mittelfinger einer Hand an die Halsschlagader oder an die Unterseite Ihres Unterarms in der Nähe des Handgelenks auf der Seite des Daumens. Zählen Sie 15 Sekunden lang Ihre Pulsschläge und multiplizieren Sie diese mit 4. Notieren Sie sich Ihren Ruhepuls. Stellen Sie sich dann an eine Stufe und steigen Sie mit dem rechten Bein hinauf. Holen Sie das linke Bein nach und steigen Sie dann wieder ab, zuerst mit dem rechten, anschließend mit dem linken Bein. Tun Sie dies 90 Sekunden lang und wechseln Sie dann die Seite. Wiederholen Sie die Bewegung auch hier für 90 Sekunden. Messen Sie direkt danach noch einmal Ihren Puls und ziehen Sie anschließend den Ruhepuls vom eben errechneten Puls ab. Was ist Ihr Ergebnis?

Punktevergabe

Weniger als 45 (Männer) bzw. 55 (Frauen) ▶ **3 Punkte**

45 bis 55 (Männer) bzw. 55 bis 60 (Frauen) ▶ **2 Punkte**

Über 55 (Männer) bzw. über 60 (Frauen) ▶ **1 Punkt**

Auswertung

Auf wie viele Punkte kommen Sie bei diesem Test? Erreichen Sie 3 Punkte, ist dies eine erste gute Einstufung zur Ausdauer. Erreichen Sie 1 Punkt, sollten Sie auf jeden Fall Ausdauertraining in Ihre Bewegungsroutine miteinbeziehen. Selbstverständlich gibt es noch zahlreiche weitere Ausdauertests. Diese hängen jedoch sehr stark von Ihren Beschwerden, Schmerzen und Einschränkungen sowie von Ihrem allgemeinen körperlichen Gesundheitszustand ab. Dabei kommen je nach Fitnesslevel Tests zum Joggen, Radfahren und mehr zum Einsatz. Diese sollten individuell durchgeführt werden. Da der Schwerpunkt dieses Buchs insbesondere auf Übungen liegt, sollte die Ausdauer sowohl separat getestet als auch separat trainiert werden. Mit dem Pulstest konnten Sie aber auf alle Fälle bereits einen ersten Anhaltspunkt gewinnen.

Was sollten Sie in welchem Alter trainieren?

Wenn Sie alle vier Checks absolviert und ausgewertet haben, sehen Sie nun ein Ergebnis vor sich. Je besser Sie insgesamt abschneiden, desto besser ist Ihre körperliche Fitness in den verschiedenen Bereichen. Und je besser Sie in den einzelnen Bereichen abschneiden, desto geringer ist Ihre Wahrscheinlichkeit, kurz- oder mittelfristig ein Problem mit dem Bewegungsapparat zu bekommen. Sehen Sie sich nun Ihre Ergebnisse im Detail an. Diese betreffen die Beweglichkeit, die Kraft, die Koordination und die Ausdauer. Sie werden mit Sicherheit einen Bereich haben, bei dem Sie vergleichsweise am besten abschneiden und der Ihnen auch relativ leichtfällt. Diesem Bereich, auch wenn es noch so angenehm erscheinen mag, wollen wir in Ihrem persönlichen Trainingsprogramm nicht die oberste Priorität einräumen. Trotzdem können Sie immer wieder Übungen und Trainings dafür einbauen. Ein oder zwei Bereiche werden sich als jene präsentieren, in denen Sie das größte Potenzial zur Steigerung vorfinden.

Für jede Region die passende Übung

Ist der Bereich Ausdauer betroffen, sollten Sie die entsprechenden Sportarten forcieren. Suchen Sie sich eine aus, die Ihnen auch wirklich Freude bereitet – so besteht eine relativ große Chance, dass Sie eine regelmäßige Routine etablieren. Ist der Bereich Koordination betroffen, können Sie zum Kapitel »Kraft und Balance« (siehe S. 139ff.) blättern und die drei dort vorgestellten Übungen in Ihren regelmäßigen Ablauf integrieren. Ist der Bereich Beweglichkeit einer Ihrer entwicklungsbedürftigsten, sehen Sie sich bitte genau an, welche Körperregion im Test am schlechtesten abgeschnitten hat, und suchen sich in Kapitel 3 »Die effektivsten Übungsprogramme für eine gesunde und schmerzfreie Bewegung« (siehe S. 42ff.) die passenden Dehn- und Mobilitätsübungen für die entsprechende Körperregion aus. Das Gleiche gilt für den Bereich Kraft. Sind die Beine vergleichsweise wenig kräftig, gehen Sie zu den Kräftigungsübungen für die Knie (siehe S. 53ff.). Ist es der Rumpf, blättern Sie zu den Übungen für die Core Stability (siehe S. 86ff.).

Die Übungen für die Schultern und Arme finden Sie ab Seite 110. Nutzen Sie dieses Buch als Quelle für all jene Übungen, die das größte Potenzial in der Entwicklung und Verbesserung Ihrer Fitnessqualitäten besitzen.

Leiden Sie derzeit an immer wieder auftretenden Schmerzen in einer spezifischen Körperregion, wird dort auch der Check nicht besonders gut ausgefallen sein. Starten Sie dann direkt mit dem jeweiligen Kapitel zur betroffenen Region. Darüber hinaus stelle ich Ihnen noch das Quick-Body-Fix-Programm (siehe S. 132ff.) vor, ein Kurzprogramm für den ganzen Körper. Und speziell für Ihre Altersdekade habe ich bestimmte Prioritätsübungen entwickelt, die Sie jederzeit durchführen können, vorausgesetzt, sie sind schmerzfrei ausführbar. So können Sie altersentsprechend optimal trainieren.

Das Wichtigste auf einen Blick

- Mit einfachen, zeitsparenden und effektiven Bewegungen und Übungen können wir die meisten Beschwerden vermeiden.
- Ein gewisses Alter bedeutet nicht automatisch Schmerzen und Einschränkungen im Bewegungsapparat – setzen Sie die positive Spirale in Gang!
- Es braucht beides: Kräftigung und Dehnung – je nach Beschwerden und individuellen Voraussetzungen.
- Nicht immer ist das Alter entscheidend, denn es gibt fitte 50-Jährige ebenso wie kranke 30-Jährige mit chronischen Schmerzen.
- Lassen Sie es gar nicht so weit kommen, dass Krankheit und Schmerz entstehen. Nehmen Sie das Heft selbst in die Hand!
- In der Gemeinschaft geht es immer leichter und macht auch mehr Spaß! Suchen Sie sich einen Trainingspartner, der auf Ihrer Wellenlänge surft.
- Machen Sie die vier Selbst-Checks und betrachten Sie ehrlich Ihre Ergebnisse. Erkennen Sie Ihre Potenziale und die Bereiche, auf die Sie nun mehr Fokus legen dürfen.

KAPITEL 3

DIE EFFEKTIVSTEN ÜBUNGSPROGRAMME FÜR EINE GESUNDE UND SCHMERZFREIE BEWEGUNG

In diesem Kapitel finden Sie zahlreiche Übungen für die Körperregionen, die laut den Selbst-Checks (siehe S. 21ff.) im Moment Ihrer größten Aufmerksamkeit bedürfen. Ob Knie, Hüften, Rücken, Füße oder Hände – mit den folgenden Programmen steigern Sie Ihr Fitnesslevel und lindern eventuelle Schmerzen in den jeweiligen Bereichen oder beugen ihnen vor. Und das in jeder Altersphase!

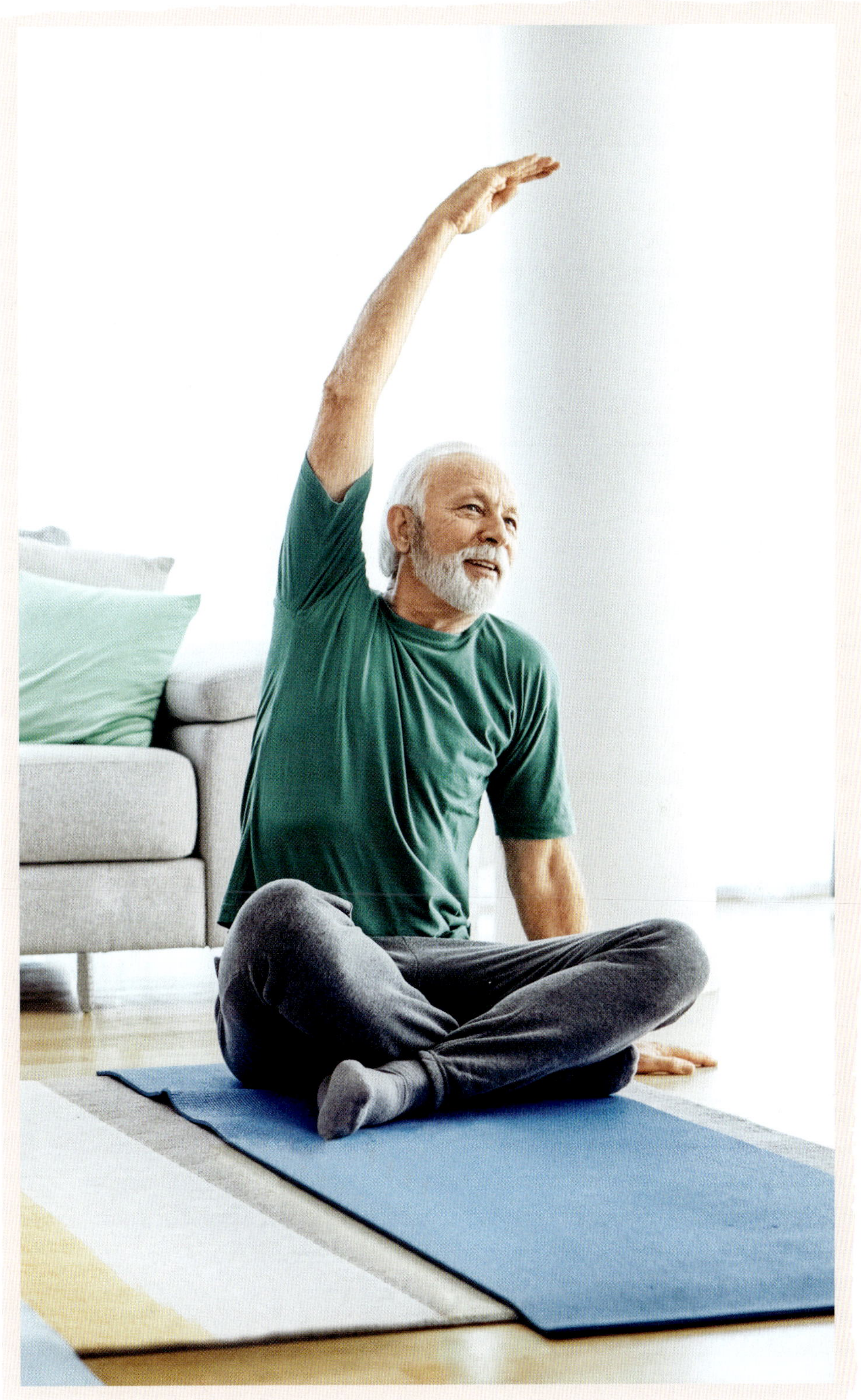

STABILE FÜSSE UND BEWEGLICHE SPRUNGGELENKE

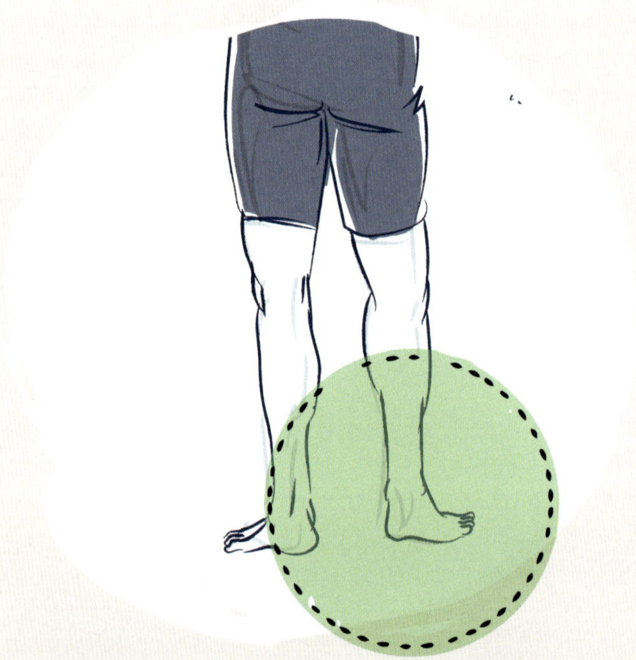

Wir beginnen mit dem Fundament unseres Bewegungsapparats: den Füßen und Sprunggelenken. Die Füße mit ihrem Längs- und Quergewölbe bilden die Basis unseres Körpers und sollen für eine gute Stabilität sorgen. Kommt es bereits dort zu Problemen oder Fehlbelastungen, hat dies in der Regel eine Kettenreaktion über die Knie und die Hüften bis hinauf in den Rücken zur Folge.

Das Fundament des Körpers

Je älter wir werden, desto anfälliger für Beschwerden sind die Regionen unseres Körpers, die wir am häufigsten nutzen und belasten. Dazu gehören auf jeden Fall die Füße: Denken wir nur einmal daran, wie unterschiedlich die Schuhe sind, die wir tragen, wie individuell unsere Gang-, Haltungs- und Bewegungsmuster sind und wie einseitig wir häufig unsere Extremitäten, vor allem die Beine, belasten. Beispielsweise verfügt jeder von uns bewusst oder unbewusst über ein bevorzugtes Standbein. Und eine weitere wichtige Komponente kommt hinzu: Belasten wir unsere nackten Füße, dann fast ausschließlich auf ebenen Flächen wie Böden, Fliesen oder Parkett. Das ist sicherlich bequem, zumindest teilweise aber auch kontraproduktiv. Denn so werden die Füße und Fußgelenke in immer denselben Bewegungswinkeln beansprucht. Dies trifft auch auf das Tragen von meist viel zu engen Schuhen zu, während Stiefel über Knöchelhöhe in der kälteren Jahreszeit die Sprunggelenke auf unnatürliche Weise stabilisieren.

Auswirkungen auf Achillessehnen und Waden

Insgesamt werden die Fußmuskeln zu wenig stimuliert, und das betrifft auch die wichtige Wadenmuskulatur, die aufgrund der dominierenden Sitzposition dauerhaft verkürzt. Deswegen sind verbreitete Wadenkrämpfe keine große Überraschung. Die wichtigsten Wadenmuskeln ziehen als Achillessehne weiter nach unten, um sich dann direkt mit dem Fersenbein zu verbinden. Schmerzen oder Reizungen bis hin zu Rissen an der Achillessehne sind nicht selten und oft monatelang ein wirklich großes Problem für Betroffene, da die Schmerzen bei jeder Belastung auftreten.

Bänderrisse am Fuß

Treten wir im Alltag oder im Sport unglücklich auf, kann es zum Umknicken des Fußes kommen. Mittlerweile werden Bänderrisse nur noch selten operiert, man lässt das verletzte Gewebe heilen. Daran erkennen wir das große Heilungspotenzial des Körpers, es zeigt uns aber auch, dass Stabilität und kräftige Muskeln in den Füßen wichtig sind. Denn sie reduzieren das Risiko für ein Umknicken und mögliche Verletzungen.

Eingeschränkte Mobilität im Sprunggelenk

Im ersten Moment könnte man denken, maximale Stabilität wäre auch für das Sprunggelenk vonnöten, doch handelt es sich hier um ein Gelenk, das in mehreren Bewegungsrichtungen ähnlich gut funktionieren sollte. Nicht nur die Beugung und Streckung, auch die sogenannte Dorsal- und Plantarflexion, die durch das obere Sprunggelenk ausgeführt werden, sind Teil der Bewegungsebenen, aber auch das Ein- und Auswärtsdrehen (Pronation und Supination) sowie Kombinationsbewegungen, die das untere Sprunggelenk möglich macht.

Auch im Sprunggelenk können arthrotische Veränderungen entstehen, bei denen die Beweglichkeit im Gelenk eingeschränkt wird. Dies kommt gar nicht so selten vor, der Einsatz künstlicher Sprunggelenke hat in den letzten Jahren und Jahrzehnten zugenommen. Besonders die Dorsalflexion ist bei den meisten Menschen eingeschränkt und sollte daher immer wieder auch in Übungen integriert werden. Deswegen kommt dieser Bewegung bei den Mobilitätsübungen für die Füße auch eine große Bedeutung zu.

Fußprobleme – häufig an der Tagesordnung

Es gibt zahlreiche Beschwerden, Probleme und Diagnosen im Bereich der Füße, die auch Nichtsportler und grundsätzlich alle Menschen betreffen können. Bekannte Fehlstellungen sind der Knickfuß, bei dem die Ferse nach innen knickt und auch das Längsgewölbe im Fuß meist betroffen ist. Dabei kommt es zu einer erhöhten Belastung der Fußinnenseite. Dies kann zu Schmerzen und fortgeleiteten Beschwerden führen. Erweiterte Formen sind der Senk- und Plattfuß oder Kombinationen davon, bei denen das Fußlängsgewölbe weiter abflacht und die Fußsohle flach am Boden aufliegt.

Häufig lassen sich auch Fersensporne diagnostizieren, die durch Überbeanspruchung hervorgerufen werden. Dabei ist ein Knochenauswuchs am Fersenbein zu beobachten, bei dem auch der Sehnenansatz gereizt und entzündlich verändert ist. Auf weitere Fehlstellungen wie Hallux valgus, Hallux rigidus und dergleichen mehr hier einzugehen, würde den Rahmen dieses Buchs sprengen. Grundsätzlich ist eine Kräftigung und Stabilisierung des Fußgewölbes in Kombination mit einem gut beweglichen Sprunggelenk als primäres Ziel anzuvisieren.

Übungen für die Füße

Nun wissen wir bereits, dass wir für unsere Füße primär Stabilität und ein gut aufgebautes Fußgewölbe benötigen, damit sie das Gewicht unseres Körpers tragen und daraus abgeleitete Fehlfunktionen gar nicht erst aufkommen können. Ebenso erhöhen wir die Stabilität in unseren Bändern, die besonders wichtig ist, wenn wir an das Umknicken der Füße denken, bei dem es zu einer Überdehnung oder einem Bänderriss kommen kann. Die Sprunggelenke leiden wie die meisten Gelenke vor allem im fortgeschrittenen Alter an mangelnder Beweglichkeit, da hier entweder falsche Belastung oder aber auch zu wenig Belastung über Jahre und Jahrzehnte zugeführt wird.

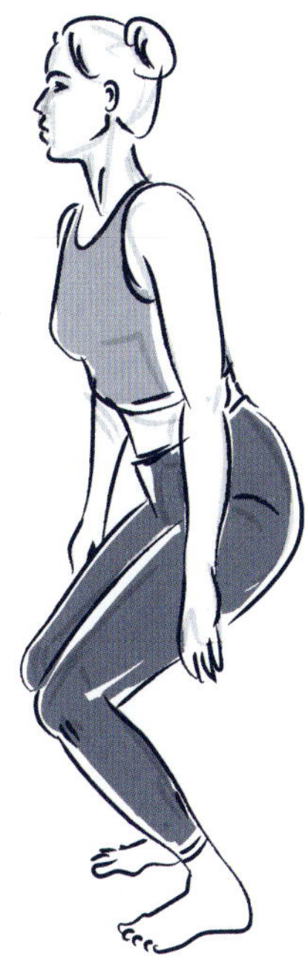

Besonders interessant in diesem Zusammenhang ist die Tatsache, dass den meisten Menschen die Ausführung einer tiefen Hocke mit aufrechtem Oberkörper (siehe Abbildung) deswegen schwerfällt, weil eine Einschränkung der Beweglichkeit in den Sprunggelenken, vor allem in der Beugung, vorliegt. Der Grund dafür, dass die Hocke so schwierig auszuführen ist, liegt also weniger in einer eingeschränkten Beweglichkeit in den Knien, Hüften oder der Wirbelsäule, sondern eben in nur unzureichend beweglichen Sprunggelenken. Wird die Beweglichkeit dort verbessert, fällt es den meisten leichter, tiefer in die Hocke zu gehen. Somit benötigen wir für gesunde und schmerzfreie Füße und Sprunggelenke sowohl Stabilitäts- als auch Mobilitätsübungen.

Übung 1: Zehen heben

Bei dieser Stabilitäts- und Kräftigungsübung öffnen Sie die Beine hüftbreit, gehen in die Hocke und legen die Hände auf die Oberschenkel. Achten Sie auf eine gerade und parallele Ausrichtung der Füße und Knie (kein Knicken nach außen oder innen) sowie einen aufrechten Oberkörper. Mit dem Einatmen heben Sie nun alle Zehen, wenn möglich auch die kleinen Zehen, vom Boden ab (1). Mit dem Ausatmen setzen Sie diese wieder auf den Boden auf (2). Dabei sollte sich Ihre Position in Oberkörper, Knie und Füßen nicht verändern; falls dies doch passiert, korrigieren Sie sich.

Wiederholen Sie die Übung 8- bis 10-mal.

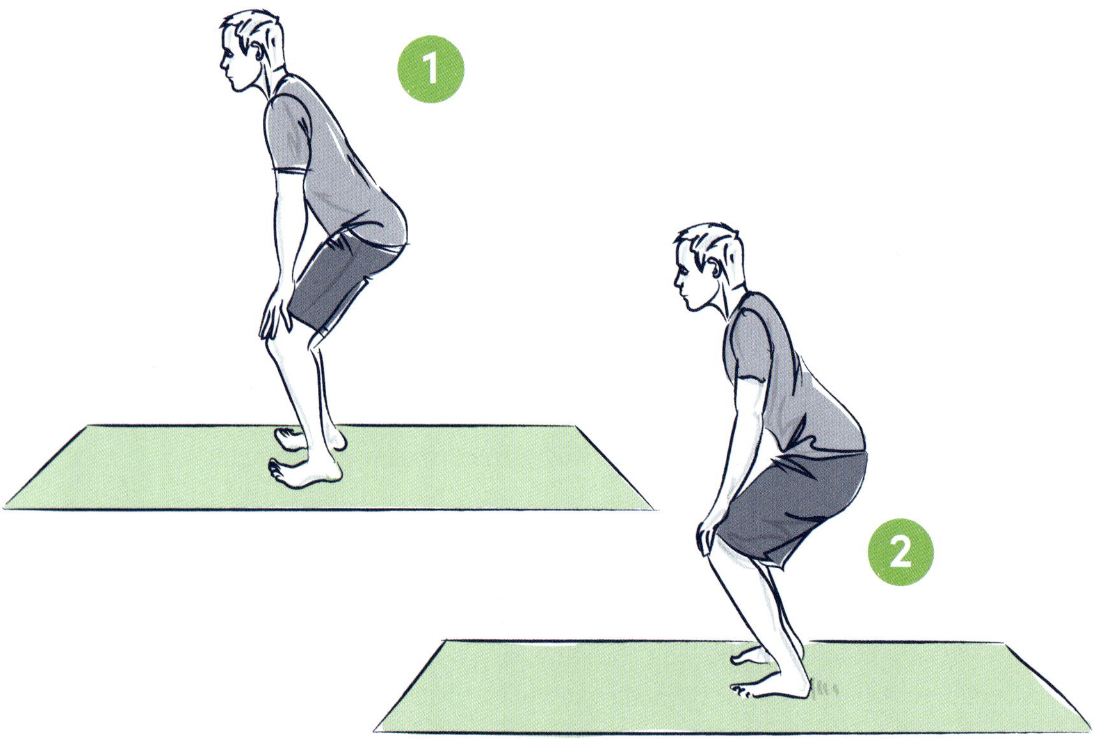

Übung 2: Balance und Stabilität in den Füßen

Stellen Sie sich aufrecht hin, die Beine sind hüftbreit geöffnet. Strecken Sie die Arme gerade seitlich aus und heben Sie mit dem Einatmen so gut es geht die Fersen vom Boden ab (1). Stellt die Balance eine große Herausforderung für Sie dar, halten Sie sich bitte zur Sicherheit an einem Tisch oder einer Wand fest. Atmen Sie anschließend aus, wobei Sie die Fersen absetzen, die Beine beugen und die Hände auf die Oberschenkel legen. Achten Sie auf einen aufrechten Oberkörper (2).

Wiederholen Sie die Übung 8- bis 10-mal.

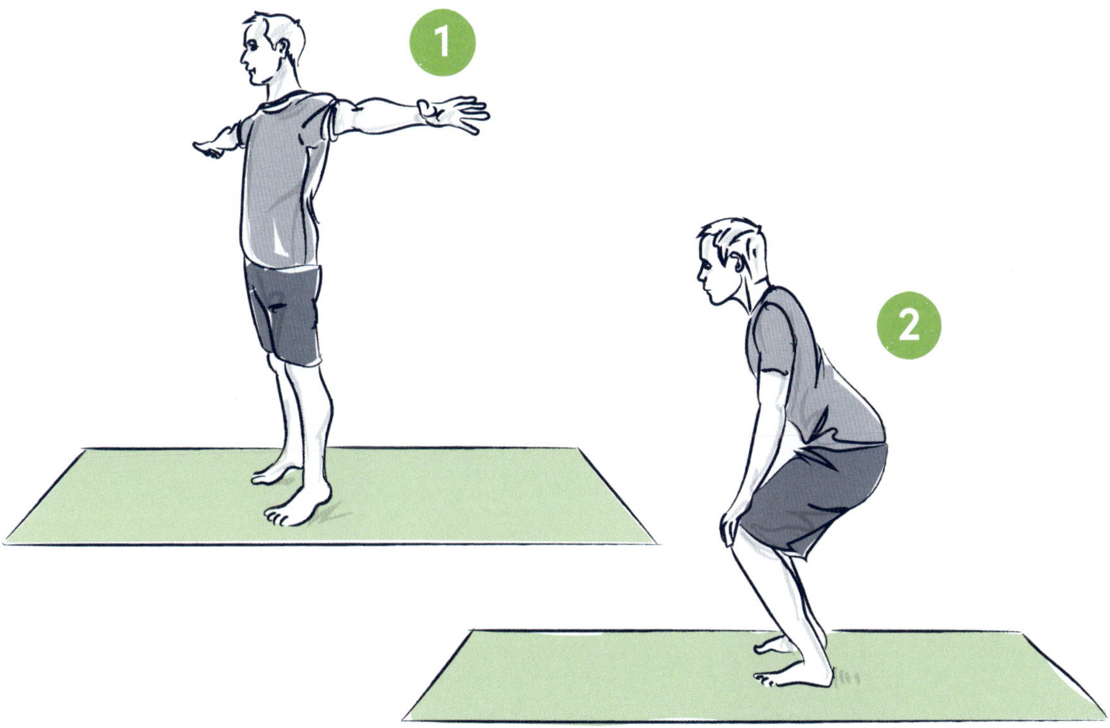

Übung 3: Balance und Stabilität in den Füßen für Fortgeschrittene

Diese Variante für Fortgeschrittene sollten Sie nur ausführen, wenn es Ihnen gelingt, die Stabilität in den ersten beiden Übungen (siehe S. 48 und 49) problemlos zu halten. Nehmen Sie sich für diese Übung einen Stuhl zur Unterstützung der Stabilität zu Hilfe.

Bringen Sie im Stand ein Bein gebeugt nach vorn und strecken Sie das hintere aus. Halten Sie sich mit der Hand auf der Seite des gestreckten Beins am Stuhl fest, den anderen Arm strecken Sie nach oben. Atmen Sie ein. Dabei richten Sie den Oberkörper auf (1). Nun greift der gestreckte Arm nach unten zum Ober- oder Unterschenkel des Beins auf der gleichen Seite, wobei Letzteres leicht gebeugt sein kann. Das hintere Bein hebt so gut es geht vom Boden ab (2). Stützen Sie sich weiterhin am Stuhl ab.

Wiederholen Sie die Abfolge 4- bis 6-mal pro Seite.

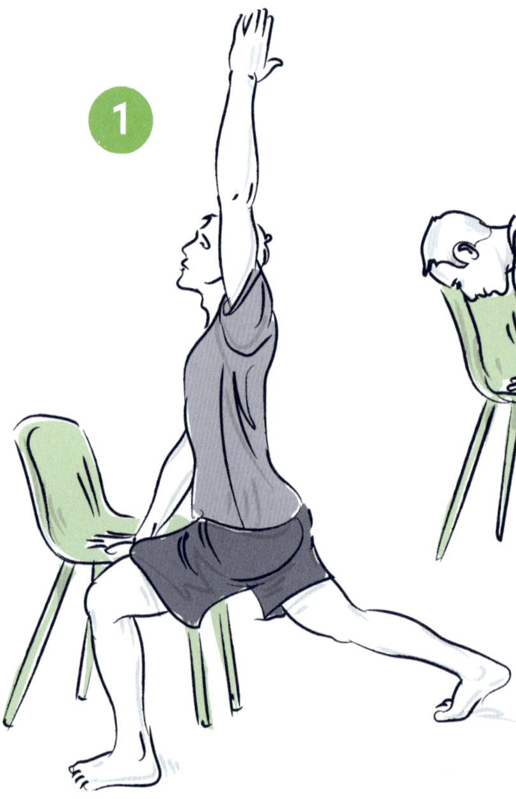

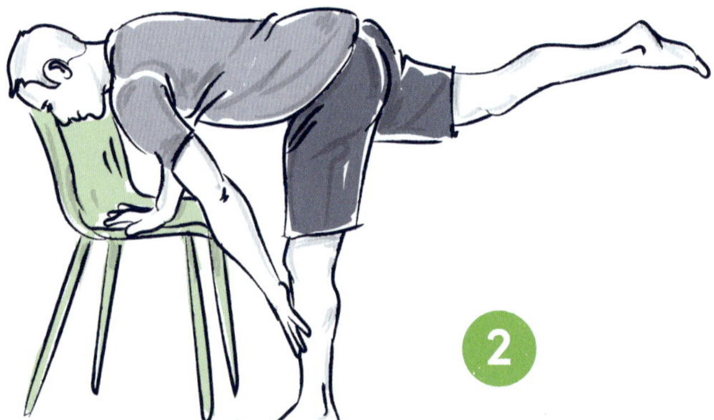

Übung 4: Zehen beugen und strecken

Bei dieser Mobilitätsübung strecken Sie im Liegen die Beine nach oben aus. Ist dies nicht oder nur unter großer Anstrengung möglich, können Sie die Knie auch etwas beugen. Strecken Sie dann die Zehen in Richtung Decke (Plantarflexion im Sprunggelenk) und atmen Sie dabei ein (1). Ziehen Sie anschließend die Zehen in Richtung Rumpf, wobei Sie die Fersen in Richtung Decke drücken (Dorsalflexion im Sprunggelenk). Dabei atmen Sie aus (2).

Wiederholen Sie die Übung 6- bis 8-mal.

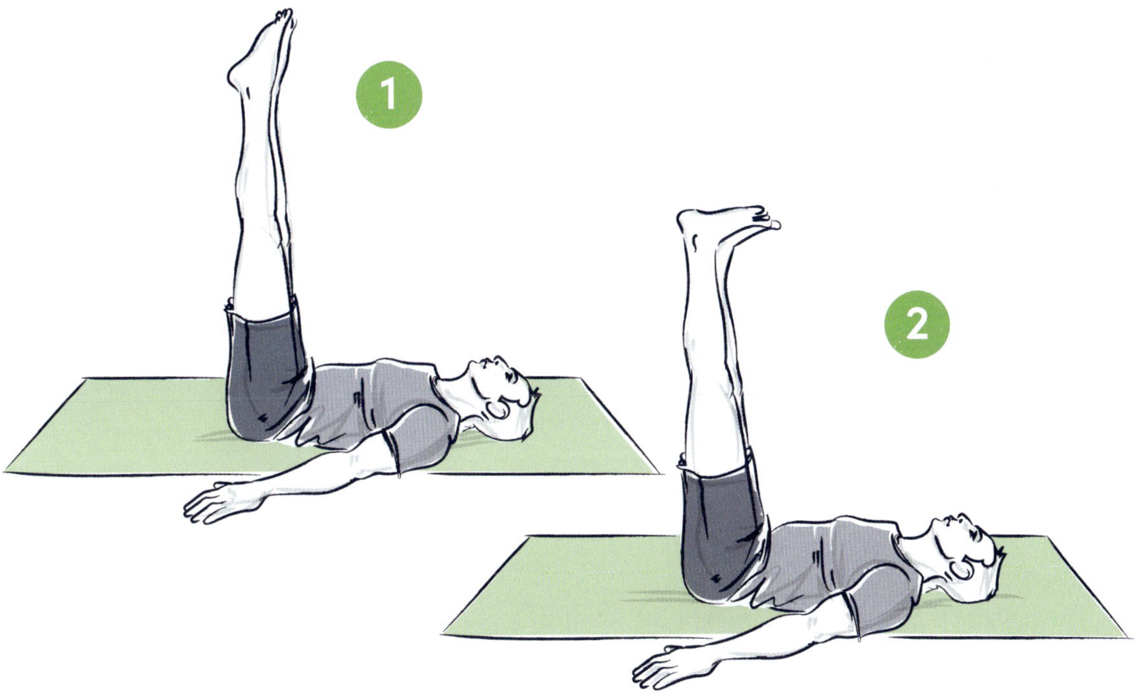

Übung 5: Sprunggelenk mobilisieren im Kniestand

Gehen Sie in den Kniestand und stellen Sie dann ein Bein so auf, dass sich das Knie zunächst über der Ferse befindet. Legen Sie anschließend die Hände auf das Knie und kommen Sie möglichst weit nach vorn. Wichtig ist, dass sich der Fuß in einer geraden Position befindet und sich bei der Bewegung nach vorn ebenso wenig bewegt wie das Knie. Auch die Position der Ferse sollte sich nicht verändern.

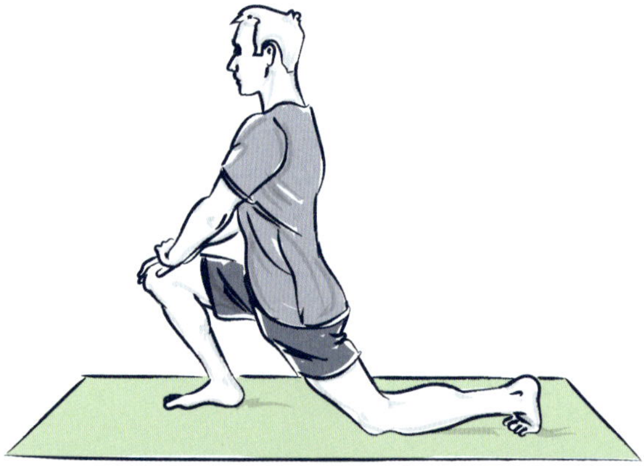

Bleiben Sie in dieser Position 30 Sekunden pro Seite.

Übung 6: Dehnen an der Wand

Bei dieser Mobilitätsübung stellen Sie sich aufrecht vor eine Wand und halten sich an der Wand fest. Strecken Sie dann ein Bein so nach hinten aus, dass die Zehenoberseiten den Boden berühren. Die Oberseite des Fußes ist nun gestreckt, und es sollte eine Dehnung am Rist spürbar sein.

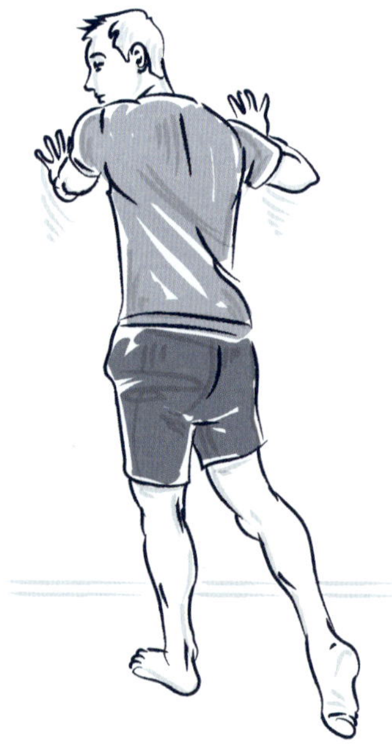

Bleiben Sie in dieser Position 30 Sekunden pro Seite.

KNIE UND HÜFTEN – STARKE PARTNER

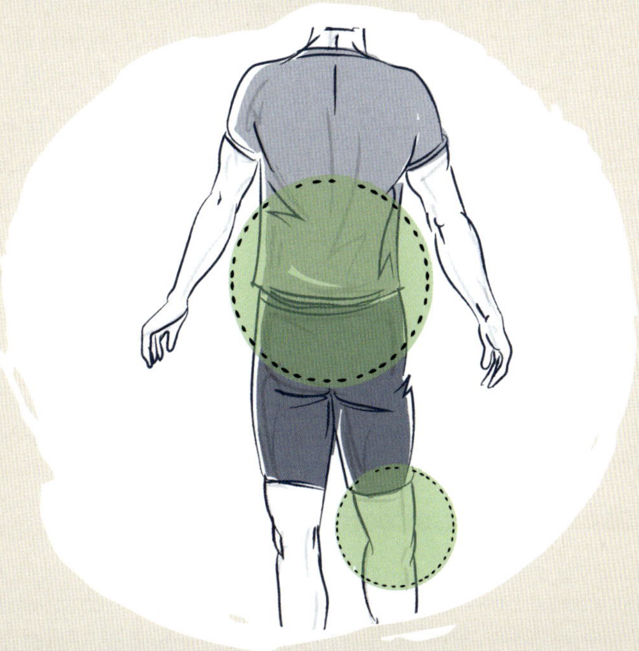

Sind Knie und Hüften gesund, leisten sie Großartiges für die Stabilität und Beweglichkeit des gesamten Körpers. Dabei arbeiten die beiden Partner eng zusammen. Doch leider gehören sie auch zu den Körperregionen, die am häufigsten von Beschwerden betroffen sind. Mit den Kräftigungs- und Mobilitätsübungen in diesem Kapitel beugen Sie diesen Beschwerden vor oder lindern Schmerzen, wenn bereits welche aufgetreten sind.

Gelenke, die besonderer Aufmerksamkeit bedürfen

Knie und Hüften rangieren an absoluter Spitzenposition, wenn es um die Schädigung von Gelenken oder Schmerzen geht. Leider führen sie auch die Charts der häufigsten Gelenkprothesen an. In Deutschland allein wurden im Jahr 2021 rund 172 000 neue Kniegelenke eingesetzt.[4] Beim Hüftgelenk sind es im Jahr 2021 gar rund 233 000 Prothesen gewesen, die das ursprüngliche Hüftgelenk ersetzen sollten.[5] Damit ist Deutschland gemeinsam mit der Schweiz Europas Spitzenreiter, dicht gefolgt von Österreich auf Platz 4. Seit Jahren steigt diese Zahl in so gut wie allen Ländern kontinuierlich an.[6] Die daraus entstehenden Kosten für unser Gesundheitssystem müssen hier nicht weiter aufgeführt werden. Natürlich gibt es einige Fälle, in denen ein künstliches Gelenk absolut notwendig und sinnvoll ist. In vielen Fällen berichten Patienten, dass sie sehr oft und schnell zu operativen Eingriffen gedrängt werden, ohne dass das konservative Therapiespektrum, also eine Behandlung ohne Operation, zur Gänze ausgeschöpft wurde.

Das Alter ist nicht an allem schuld

Häufig werden starke Bewegungseinschränkungen und Schmerzen, die ältere Menschen beim Gehen haben, auf das Alter geschoben. Dass dies nur ein mitbeteiligter Faktor sein kann, erkennen wir an der Tatsache, dass es viele 80-, 90- und auch 100-Jährige gibt, die über schmerzfreie Knie und Hüften verfügen. Andererseits gibt es viel jüngere Menschen, Menschen unter 50, die an starken Beschwerden in diesen beiden Regionen leiden. Wie bereits erwähnt, kann also nicht alles ausschließlich aufs Alter geschoben werden.

---

4 https://de.statista.com/statistik/daten/studie/785126/umfrage/implantationen-kuenstlicher-kniegelenke-in-deutschen-krankenhaeusern-nach-alter/.

5 https://de.statista.com/statistik/daten/studie/785143/umfrage/implantationen-kuenstlicher-hueftgelenke-in-deutschen-krankenhaeusern-nach-alter/.

6 https://de.statista.com/statistik/daten/studie/182669/umfrage/hueftgelenksoperationen-in-ausgewaehlten-oecd-laendern/.

Enges Zusammenspiel

Hüften und Knie bilden eine wichtige Partnerschaft, bei der auch der untere Rücken nicht unerwähnt bleiben sollte. Denn Beschwerden in Hüften und Gesäß haben nicht selten mit Schmerzen im unteren Rücken zu tun. Ausstrahlende Schmerzen von Hüften und Gesäß betreffen wiederum recht häufig die Knie. Dafür müssen wir uns nur den Verlauf des Ischiasnervs ansehen, der aus dem unteren Rücken austritt, dann eine Engstelle im großen Gesäßmuskel überwinden muss, sich auf Höhe des Knies in zwei Äste teilt und schließlich bis in den Fuß weiterführt. Deswegen haben auch deutlich über 50 Prozent aller Schmerzen, die dem Knie zugeordnet werden, mit dem Knie selbst gar nichts zu tun. Aus meiner persönlichen Erfahrung heraus würde ich diese Zahl sogar auf 80 bis 90 Prozent erhöhen.

Betrachten wir die einzelnen großen Muskelgruppen, die aktiv auch durch die in diesem Buch vorgestellten Übungen angesprochen werden, dann beobachten wir einen direkten funktionellen Zusammenhang zwischen unteren Extremitäten und Rücken. Als wichtiges Verbindungsstück zwischen Wirbelsäule und Bein spielt das kugelige Hüftgelenk eine außerordentliche Rolle. Die vordere und hintere Oberschenkelmuskulatur, aber auch die äußeren sowie inneren Muskel- und Sehnenstränge am Oberschenkel stellen eine direkte Verbindung der Hüfte zum Knie her (siehe dazu auch Abbildungen auf S. 57).

Somit hat eine eingeschränkte Beweglichkeit in einem der großen Gelenke der unteren Extremitäten nicht selten einen Einfluss auf das andere große Gelenk. Denn stellen Sie sich vor, Sie hätten schmerzhafte Einschränkungen im Knie und müssten deshalb eine Schonhaltung einnehmen. Dies würde sich automatisch auch auf die Belastung und Beweglichkeit des Hüftgelenks auswirken. Umgekehrt gilt natürlich das Gleiche.

Aus diesem Grund sollten wir die beiden starken Partner Knie und Hüften unbedingt in unsere regelmäßige Bewegungsroutine integrieren. Denn auch präventiv können wir in Anbetracht der hohen Anzahl an implantierten Prothesen eine gute Grundlage für schmerzfreie und bewegliche Gelenke bis ins hohe Alter hinein schaffen.

Die Knie beweglich halten und kräftigen

Viele ältere Menschen können sich nicht mehr auf den Boden setzen, sie haben Probleme beim Aufstehen, selbst vom Stuhl, und können sich auch nicht hinknien. Der Hauptgrund dafür liegt oft in abgenutzten Kniegelenken, die im Alltag stark, allerdings häufig auch falsch und vor allem einseitig belastet werden.

In unseren alltäglichen Bewegungen, bei denen das Knie benutzt wird, ist die gestreckte Stellung diejenige, die überwiegend zum Einsatz kommt, etwa beim Gehen, Laufen oder auch Sitzen. Denn die wenigsten beugen das Knie wie in einer Hocke zwischendurch einmal richtig schön durch. Aufgrund dieser wenig abwechslungsreichen Bewegungen kommt es zu Verkürzungen und massiver Spannung im umliegenden Muskel- und Sehnengewebe. Insbesondere drei wichtige Muskelgruppen können dabei von dieser Problematik betroffen sein (siehe Abbildung rechts):

- Die vordere Oberschenkelmuskulatur mit ihren vier Anteilen des Quadrizepsmuskels (Musculus quadriceps), die über das Knie laufen und am Schienbein ansetzen

- Die hintere Oberschenkelmuskulatur – auch bekannt als ischiocrurale Muskelgruppe oder Hamstrings –, die innen oder außen über das Knie zum Unterschenkel zieht

- Die Wadenmuskulatur, deren Hauptmuskel, der Musculus gastrocnemius, seinen Ursprung am unteren Ende des Oberschenkelknochens hat und dabei ebenfalls über das Knie nach unten wandert

So sieht man auf den ersten Blick, dass es hier reichlich Möglichkeiten gibt, die die Beweglichkeit im Kniegelenk allein auf muskulärer Ebene beschränken können. Hinzu kommt das meist parallel verklebte und spannungsbehaftete Faszien- oder Bindegewebe, in dem sich zahlreiche Schmerzrezeptoren befinden.

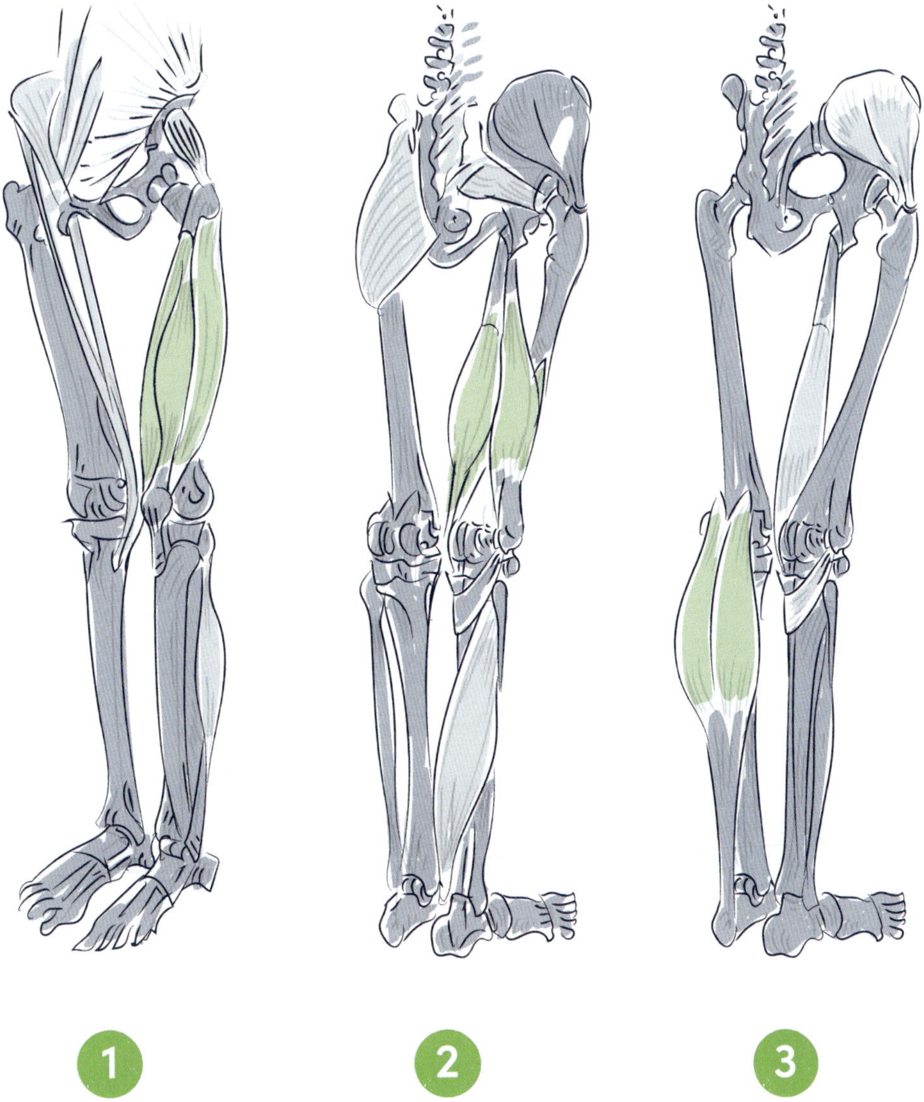

Nicht selten liegt der Grund für Beschwerden in den Kniegelenken in einer durch häufiges Sitzen oder anderweitig einseitige Bewegungen verkürzten Muskulatur. Hieran sind insbesondere die vordere (Abbildung 1) und hintere (Abbildung 2) Oberschenkel- sowie die Wadenmuskulatur (Abbildung 3) beteiligt.

Mobilisieren, dehnen, kräftigen und stabilisieren

Demnach ist es absolut sinnvoll, genau diese Muskel- und Faszienstränge in ein regelmäßiges Übungsprogramm zu integrieren. Damit kann sowohl bei Bewegungseinschränkung als auch bei Schmerzen und obendrein noch präventiv die beste Basis dafür geschaffen werden, die Kniegelenke inklusive aller umliegenden Strukturen gesund, beweglich und schmerzfrei zu halten – bis ins hohe Alter.

Neben diesen wichtigen Mobilitäts- und Dehnübungen finden Sie jedoch auch Kräftigungs- und Stabilitätsübungen, denn wir benötigen eine im schmerzfreien Zustand gut gekräftigte Muskulatur, um das Kniegelenk zu stabilisieren. Da das Kniegelenk im Unterschied zum darunterliegenden Sprunggelenk und zum darüberliegenden Hüftgelenk primär auf einer Bewegungsebene funktioniert – Beugen und Strecken –, ist von Haus aus eine gewisse Grundstabilität erforderlich.

Übungen für die Knie

Für gesunde, schmerzfreie und bewegliche Kniegelenke ist eine ausgewogene Mischung von Kräftigung und Stabilität auf der einen Seite sowie Mobilität (vor allem bei Arthrose) auf der anderen Seite erforderlich. Ist bei Ihnen die Beweglichkeit eingeschränkt, konzentrieren Sie sich primär auf die Mobilitätsübungen (siehe S. 62ff.). Ist dies nicht der Fall oder haben Sie noch Potenzial in der Kräftigung der Beine, starten Sie gleich mit den Stabilitätsübungen (siehe S. 59ff.).

Übung 1: Stabile und kräftige Beine

Sie liegen in der Rückenlage und stellen die Beine auf. Heben Sie nun das Becken an und strecken Sie die Arme nach hinten. Die Füße und Zehen drücken Sie fest in den Boden, sodass das Becken nicht absinken kann (1). Strecken Sie anschließend ein Bein so nach vorn aus, dass die Oberschenkel auf einer Ebene bleiben (2). Halten Sie diese Position für 10 Sekunden pro Seite. Kommt es zu einem Krampf auf der Beinrückseite des aufgestellten Beins oder zu Schmerzen im Rücken, brechen Sie die Übung ab und kräftigen zunächst die Gesäßmuskulatur (siehe S. 89 und 90), die in diesem Fall zu schwach ist, um die Position zu halten.

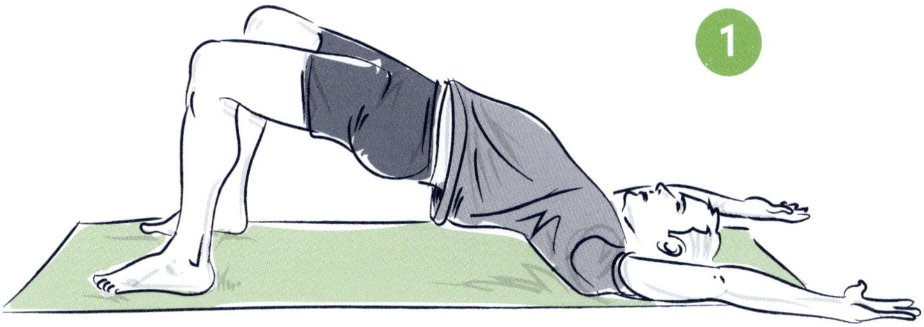

1

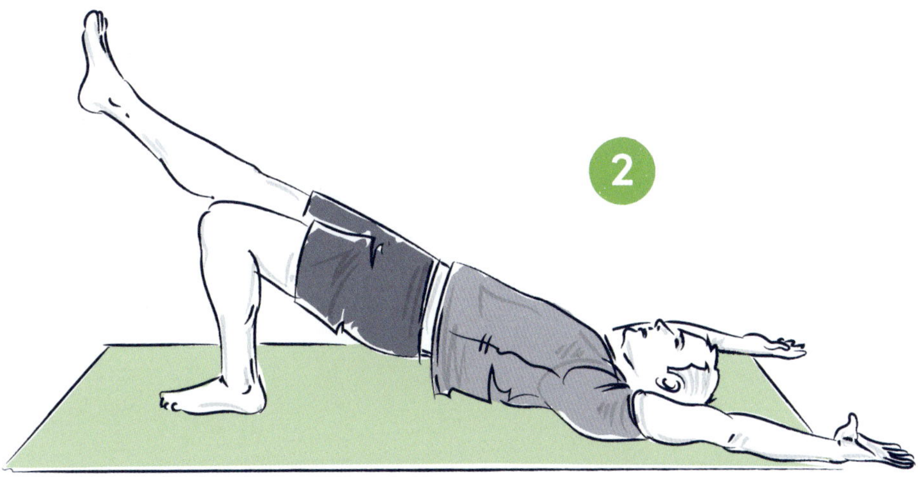

2

Übung 2: Kräftige Knie

Gehen Sie in den Vierfüßlerstand und strecken Sie einatmend ein Bein gerade nach hinten aus (1). Achten Sie darauf, dass Ihr Becken nicht kippt und gerade bleibt. Beim Ausatmen beugen Sie nun das gestreckte Bein so weit, dass sich das Kniegelenk im rechten Winkel befindet (2). Die Arme bleiben dabei gestreckt, der Oberkörper bleibt stabil. Kontrollieren und korrigieren Sie Ihre Haltung wenn möglich vor einem Spiegel. Atmen Sie anschließend ein und strecken Sie das Bein wieder gerade nach hinten aus (1).

Wiederholen Sie die Übung 8- bis 10-mal pro Seite.

1

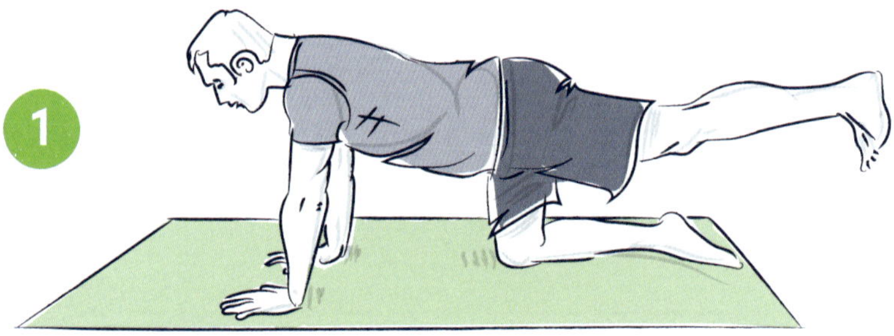

2

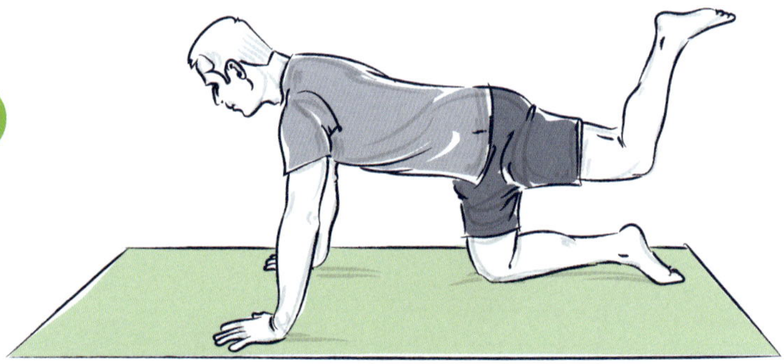

Übung 3: Kraft in den Oberschenkeln

Stellen Sie sich aufrecht hin und öffnen Sie die Beine hüftbreit. Beugen Sie nun die Knie und strecken Sie die Arme nach oben. Dabei bleibt der Oberkörper möglichst aufrecht und Füße sowie Knie befinden sich in einer geraden und parallelen Ausrichtung; sie knicken weder nach innen noch nach außen (1). In dieser Haltung atmen Sie ein. Beim Ausatmen bringen Sie die Hände auf die Oberschenkel. Dabei bleibt der Oberkörper aufrecht, Sie kippen nicht nach vorn und kommen auch nicht in ein übermäßiges Hohlkreuz (2). Kontrollieren und korrigieren Sie Ihre Haltung wenn möglich vor einem Spiegel.

Wiederholen Sie die Übung 10- bis 12-mal.

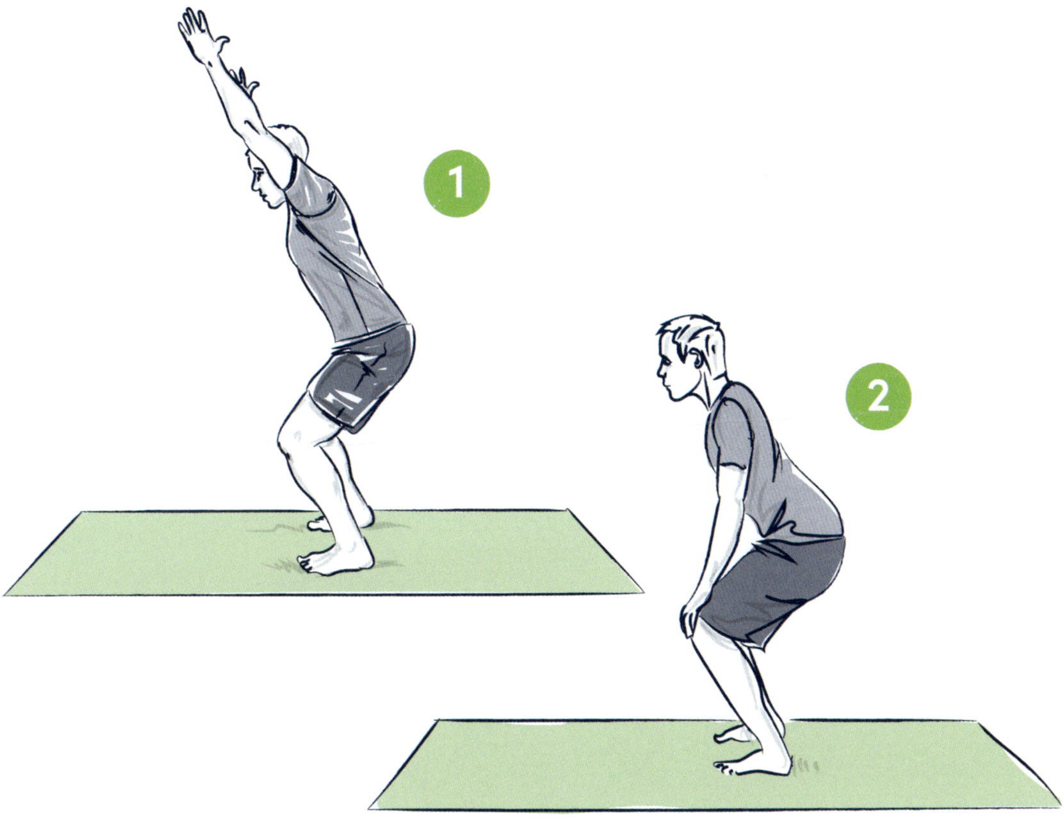

Übung 4: Dehnung Beinrückseite

Bei dieser Mobilitätsübung machen Sie zunächst einen Ausfallschritt. Dabei ist das hintere Bein gestreckt und das vordere Bein leicht gebeugt. Bei Schwierigkeiten mit der Balance können Sie sich auch mit einer Hand festhalten, z. B. an einem Stuhl. Mit der anderen Hand oder beiden Händen greifen Sie nun zum Schienbein des vorderen Beins und strecken den Oberkörper horizontal nach vorn (1). Dabei atmen Sie ein. Beim Ausatmen kommen Sie mit dem Oberkörper so weit wie möglich nach unten, wobei das vordere Knie weiterhin leicht gebeugt ist (2).

Wiederholen Sie die Übung 6- bis 8-mal pro Seite. Am Ende jeder Seite halten Sie die Dehnung (2) jeweils für 30 bis 40 Sekunden.

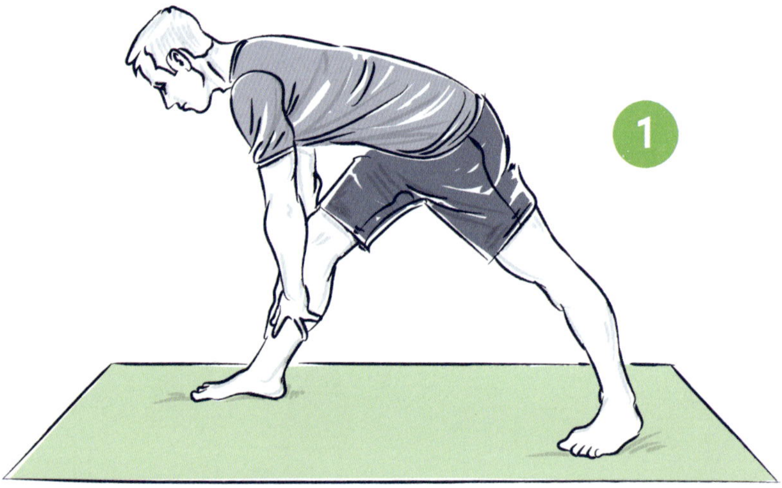

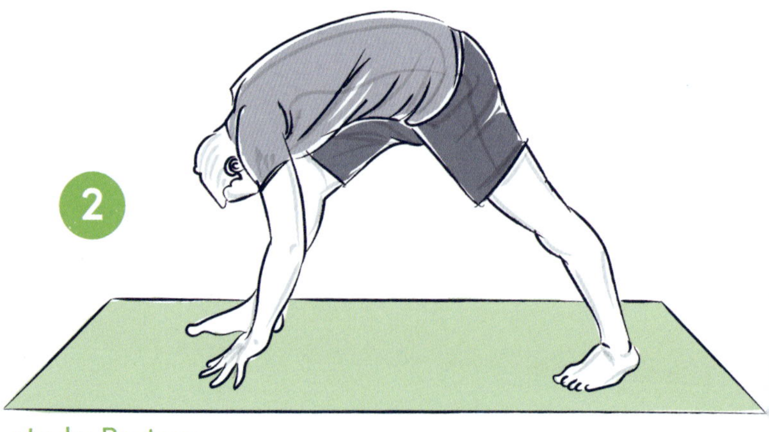

Übung 5: Dehnung Beinvorderseite

Bei dieser Mobilitätsübung können Sie sich an einer Wand oder einem Stuhl abstützen, da es hier nicht primär um Balance geht, sondern um die Dehnung der meist verkürzten Oberschenkelmuskulatur auf der Vorderseite, vor allem bei Kniebeschwerden, insbesondere bei Arthrose. Stellen Sie sich aufrecht hin, die Füße sind hüftbreit auseinander. Beugen Sie nun ein Knie, führen Sie den Fuß in Richtung Gesäß und greifen Sie den Knöchel (1). Fällt Ihnen das schwer, können Sie den Fuß auch auf einem Tisch oder Stuhl ablegen (2). Ziel der Übung ist es, die Leiste nach vorn zu schieben, während sich das Knie nach hinten bewegt. Dadurch wird die Dehnung intensiviert.

Halten Sie die Position für 60 bis 90 Sekunden pro Seite.

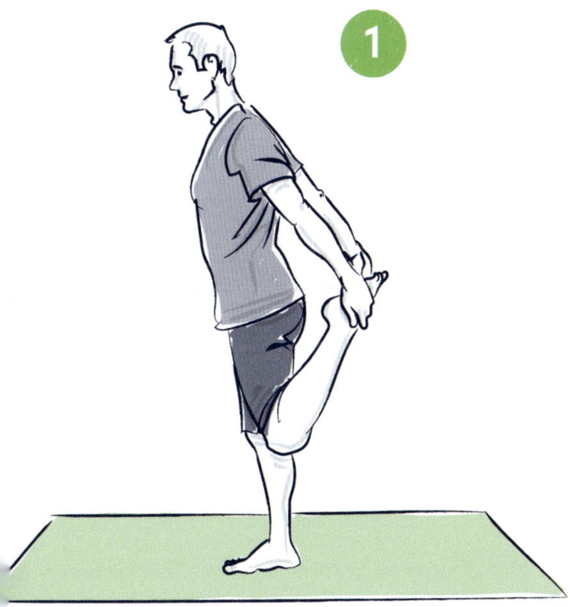

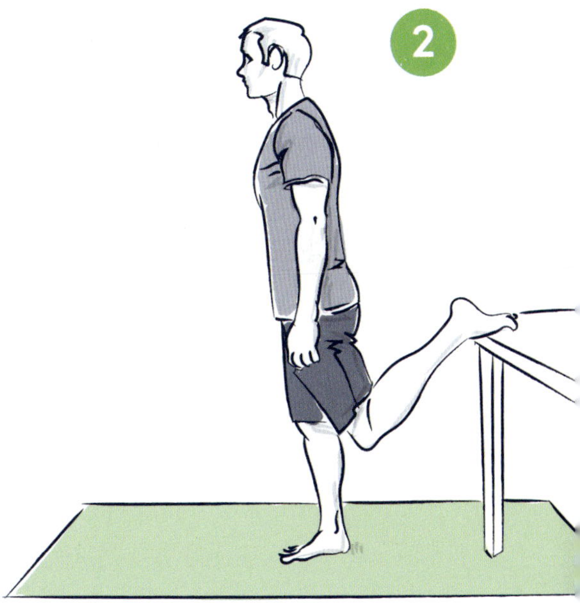

Übung 6: Dehnung Waden

Bei dieser Mobilitätsübung stellen Sie sich mit etwa zwei Fußlängen Abstand vor eine Wand und halten sich an der Wand fest. Stellen Sie dann einen Fuß so auf, dass die Zehen die Wand berühren. Dabei ist das Bein gestreckt und Sie verlagern Ihr Gewicht in Richtung Wand, sodass eine Dehnung in der Wade deutlich spürbar wird.

Halten Sie die Position für 60 bis 90 Sekunden pro Seite.

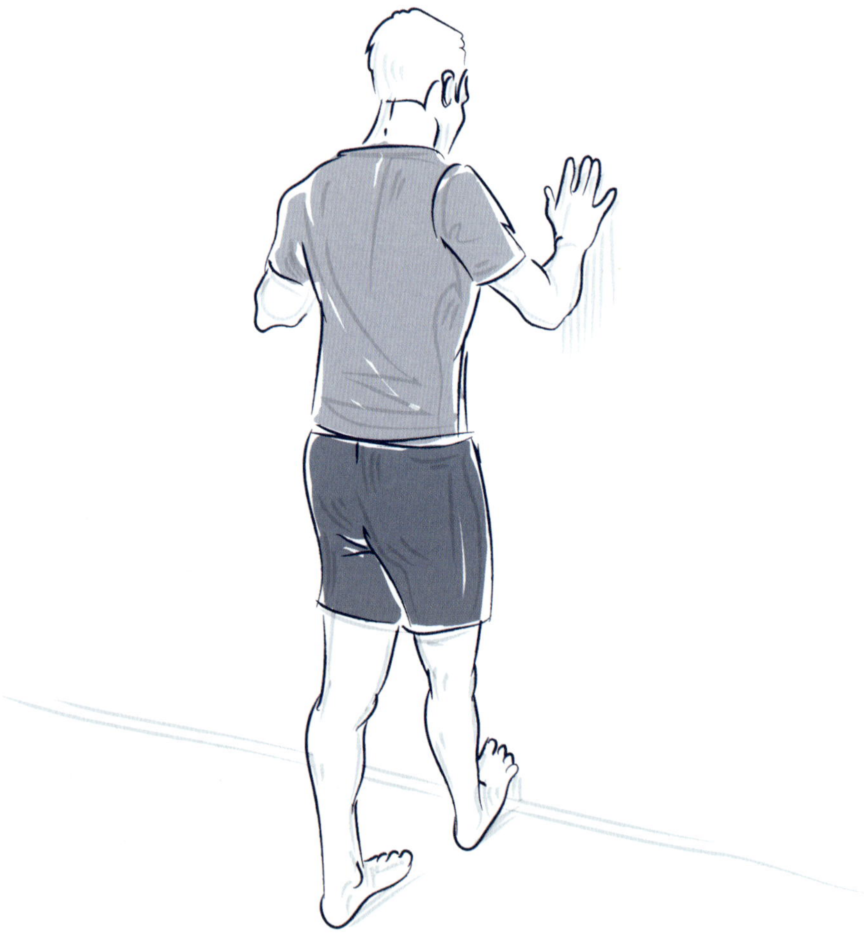

Mobile und bewegliche Hüften

Nun habe ich Ihnen schon davon berichtet, dass der am häufigsten durchgeführte Gelenkersatz der Hüftgelenkersatz ist, Tendenz steigend. Damit ist die Hüftprothesenoperation auch die häufigste am gesamten Bewegungsapparat. Und der häufigste Grund für die häufigste Operation ist die Arthrose im Hüftgelenk.

Was tun bei Arthrose?

Als Arthrose bezeichnet man die Abnutzung des Knorpels im Gelenk, wodurch die Beweglichkeit sukzessive verloren geht und es in der Folge zu Schmerzen kommen kann. Dabei wird die Arthrose in vier Stadien eingeteilt, je nachdem, wie stark der Knorpel oder auch schon der Knochen angegriffen ist. Für die Entstehung der Arthrose gibt es viele verschiedene Ursachen. Einer der häufigsten Gründe liegt im Gebrauch des Hüftgelenks und betrifft damit unsere Haltungs- und Bewegungsmuster.

Das Hüftgelenk ist ein Kugelgelenk mit einem relativ hohen Bewegungsspielraum in drei Ebenen. Wir können in der Hüfte beugen und strecken, abspreizen und heranziehen sowie nach innen und außen drehen. Interessanterweise ist bei der Arthrose oft zuerst die Innenrotation eingeschränkt. Erst Jahre später kommt es zu Einschränkungen, die dann auch im Alltag wahrgenommen werden, vor allem beim Aufstehen oder beim Gehen, also beim Strecken und Beugen.

Die meisten Bewegungsrichtungen in unserem Hüftgelenk nutzen wir schlicht nicht. Da der Körper und speziell der Bewegungsapparat sehr ökonomisch arbeiten, wird bei mangelnder Stimulation ein Signal ausgesendet, dass diese Region offenbar nicht weiter benutzt wird; als Reaktion werden Energien und Ressourcen abgezogen. Wir müssen dabei nur an unsere ausgiebigen Sitzhaltungen im Alltag denken, bei denen wir fast permanent die Hüften beugen. Wollen wir sie dann wieder einmal strecken, stellen wir nach Jahren fest, dass wir viel von der ursprünglichen Beweglichkeit der Hüften eingebüßt haben.

Deswegen ist es immens wichtig, dass wir nicht nur das Gelenk bewegen, sondern auch die wichtigsten umliegenden Muskeln und Faszien von Spannung befreien. Nur so können wir die beste Voraussetzung für ein gut bewegliches und schmerzfreies Hüftgelenk schaffen.

Das betrifft vor allem die folgenden Muskelgruppen:

- Den Hüftbeuger als wichtigsten Muskel für die Aufrichtung im Oberkörper und die Schmerzfreiheit im unteren Rücken (mehr dazu im Kapitel »Stabiler und schmerzfreier unterer Rücken«, siehe S. 76ff.)

- Die Gesäßmuskulatur, die bei den meisten Menschen nicht nur zu schwach, sondern auch verspannt ist

- Die Oberschenkelinnenseite (Adduktoren-Muskelgruppe)

Übungen für die Hüften

Da der Bewegungsspielraum im Kugelgelenk Hüfte das A und O für die Beweglichkeit in diesem Gelenk ist, liegt der Fokus der Übungen auf der Mobilität der Hüfte. Die Einschränkung dieser Beweglichkeit ist auch das erste Hauptsymptom der Hüftarthrose. Um den Fortschritt der Arthrose zu verlangsamen oder es gar nicht erst so weit kommen zu lassen, ist ein gut bewegliches und schmerzfreies Hüftgelenk unerlässlich.

Starten Sie nun mit mir in eine kleine Übungsroutine für mehr Beweglichkeit und Schmerzfreiheit in Ihren Hüften. Treten Schmerzen auf, reduzieren Sie die Intensität. Verändert das den Schmerz nicht, besprechen Sie die Vorgehensweise mit dem Arzt Ihres Vertrauens. Ein Dehnungsschmerz ist ein noch angenehmes Dehnungsgefühl, das nach Beendigung der Übung Erleichterung verschafft. Diesen Dehnungsschmerz nutzen wir in den Übungen, um die Spannung im Muskel- und Fasziengewebe zu reduzieren und die Beweglichkeit zu verbessern.

Übung 1: Rotation in der Hüfte verbessern

Strecken Sie in Rückenlage ein Bein aus und beugen Sie das andere Bein so, dass sich Hüfte und Knie im rechten Winkel befinden. Die Arme liegen neben dem Körper. Bewegen Sie dann einatmend das gebeugte Bein langsam so weit es geht nach außen. Das Becken kann sich dabei leicht bewegen, es sollte sich jedoch nicht vom Boden heben (1). Bei einem Schmerz in der Hüfte öffnen Sie das Bein nicht so weit zur Seite. Mit dem Ausatmen kommen Sie mit dem Bein in die Ausgangsposition zurück und bewegen es noch ein Stück über das andere Bein hinweg. Auch hier gilt wieder: Das Becken sollte sich nicht vom Boden heben, und die Schmerzfreiheit sollte im Vordergrund stehen. Dies ist nun eine vergleichsweise kleine Bewegung (2). Atmen Sie anschließend wieder ein und bewegen Sie das gebeugte Bein erneut langsam nach außen (1).

Wiederholen Sie die Übung 6- bis 8-mal pro Seite. Ist eine Seite in der Beweglichkeit stärker eingeschränkt, können Sie die Übung auf dieser Seite auch öfter wiederholen.

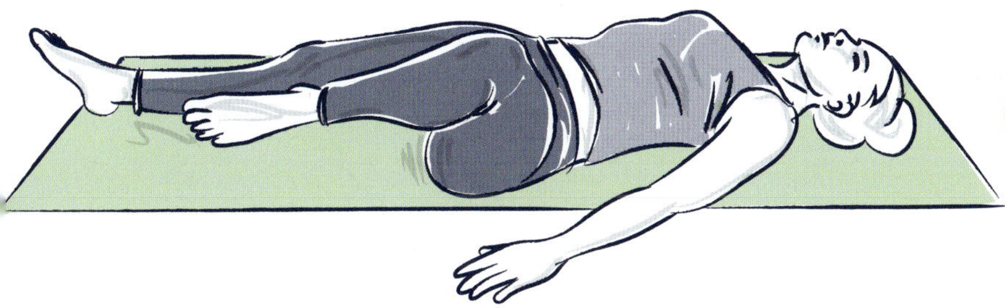

1

2

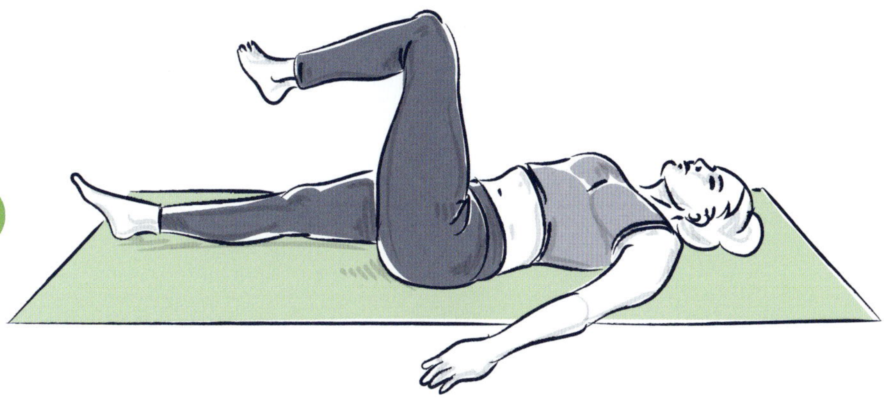

Übung 2: Dehnung der Gesäßmuskulatur 1

Greifen Sie in Rückenlage mit der gegenüberliegenden Hand zur Außenseite des Knies. Achten Sie darauf, dass das Knie nicht mehr als 90 Grad gebeugt ist, also nicht zu weit nach vorn kommt, sonst hebt sich der untere Rücken zu sehr vom Boden ab. Der andere Arm ist seitlich ausgestreckt (1). Bringen Sie nun, während Sie ausatmen, das gebeugte Bein über das gestreckte, wobei das Becken ruhig vom Boden abheben kann und soll (2). Mit der Einatmung kommen Sie dann wieder in die Ausgangsposition zurück (1).

Wiederholen Sie die Übung langsam 12-mal auf einer Seite, dann 12-mal auf der anderen. Am Ende jeder Seite halten Sie die Dehnung (2) jeweils für 30 bis 40 Sekunden.

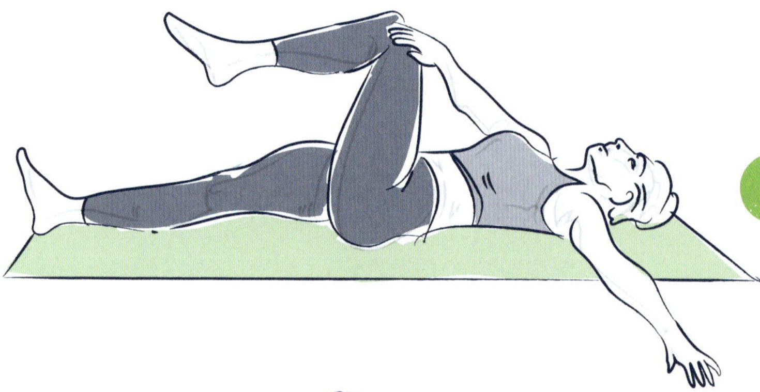

1

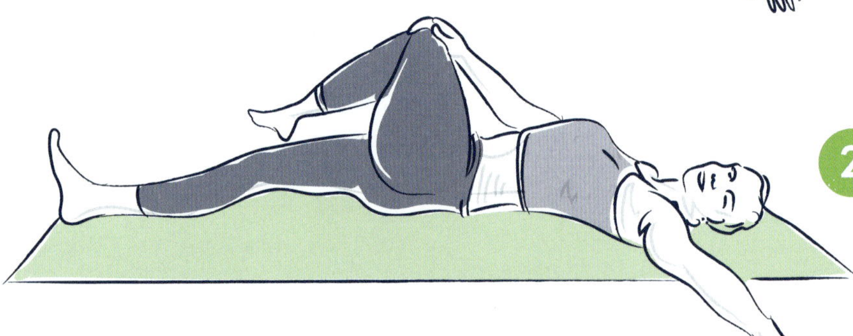

2

Übung 3: Beugen und Strecken der Hüfte verbessern

Gehen Sie in den Vierfüßlerstand und strecken Sie einatmend ein Bein gerade nach hinten aus (1). Achten Sie darauf, dass Ihr Becken nicht kippt und gerade bleibt. Beim Ausatmen beugen Sie nun das gestreckte Bein so weit, dass das Knie in Richtung Nasenspitze kommt (2). Dabei können Sie einen maximal runden Rücken machen. Die Arme bleiben gestreckt. Kontrollieren und korrigieren Sie Ihre Haltung wenn möglich vor einem Spiegel. Atmen Sie anschließend wieder ein und strecken Sie das Bein wieder gerade nach hinten aus (1).

Wiederholen Sie die Übung 8- bis 10-mal pro Seite.

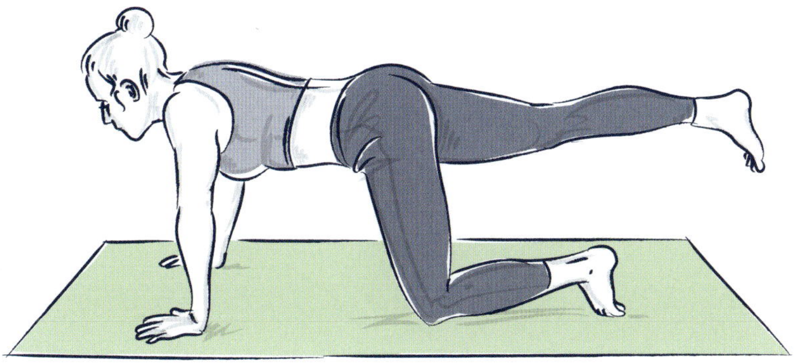

1

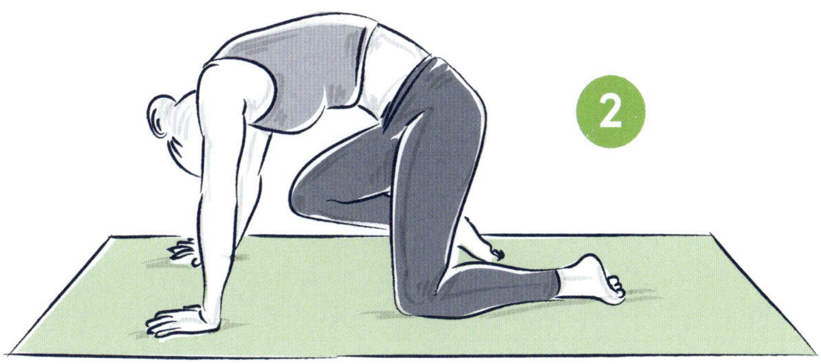

2

Übung 4: Hüftbeuger dehnen

Gehen Sie in den Kniestand und stellen Sie ein Bein auf; unter das Knie des anderen Beins können Sie bei Bedarf eine weiche Unterlage legen. Strecken Sie einatmend die Arme schulterbreit nach oben (1). Bringen Sie ausatmend die Hände hinter den Kopf und achten Sie dabei auf einen stets aufrechten Oberkörper. Verlagern Sie Ihr Gewicht nun leicht nach vorn, ohne dabei die Aufrichtung zu verlieren oder einen Rundrücken zu machen. Drehen Sie den Oberkörper nun zur Seite des aufgestellten Beins (2). Kontrollieren Sie Ihre Haltung wenn möglich in einem Spiegel. Es sollte eine Dehnung im Hüftbeuger an der Vorderseite des hinteren Beins deutlich spürbar sein. Atmen Sie anschließend wieder ein und strecken Sie Ihre Arme wieder gerade nach oben. Dabei verlagern Sie Ihr Gewicht wieder zurück in die Ausgangsposition (1).

Wiederholen Sie die Übung 8- bis 10-mal pro Seite.

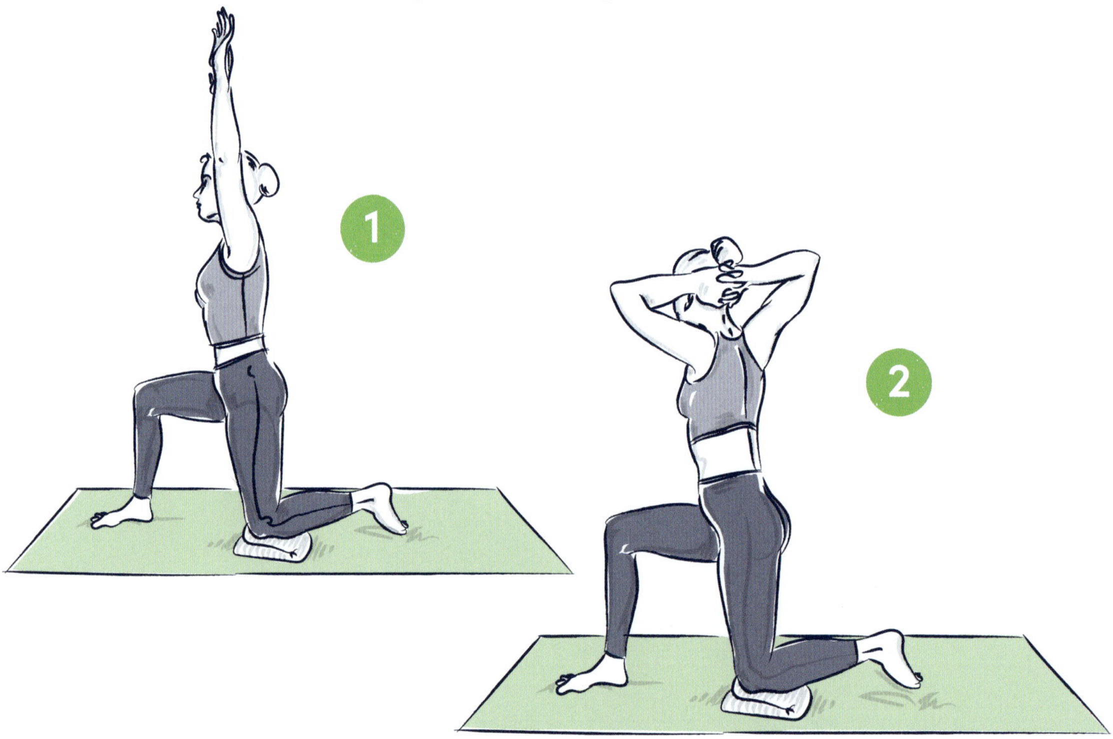

Übung 5: Dehnung der Gesäßmuskulatur 2

Legen Sie im Sitzen einen Fuß über das andere Bein, der Knöchel sollte dabei nicht auf dem Bein aufliegen (1). Zeigt das Knie der übenden Seite zu sehr nach oben, können Sie den Fuß des unteren Beins weiter nach vorn bringen. So geht es einfacher (2). Nur wenn der Oberkörper aufrecht ist und bleibt, ist diese Übung effektiv, da die Dehnung im Gesäß deutlich spürbar wird. Wenn möglich, kommen Sie nun langsam und schrittweise (etwa alle 10 Sekunden) mit aufrechter Wirbelsäule immer mehr nach vorn. Das verstärkt die Dehnung. Es sollte ein deutlicher Dehnungsschmerz spürbar sein, ein einschießender Nervenschmerz soll nicht provoziert werden.

Halten Sie die Position insgesamt 60 bis 90 Sekunden bei schrittweisem Tiefergehen. Dann wiederholen Sie die Übung auf der anderen Seite.

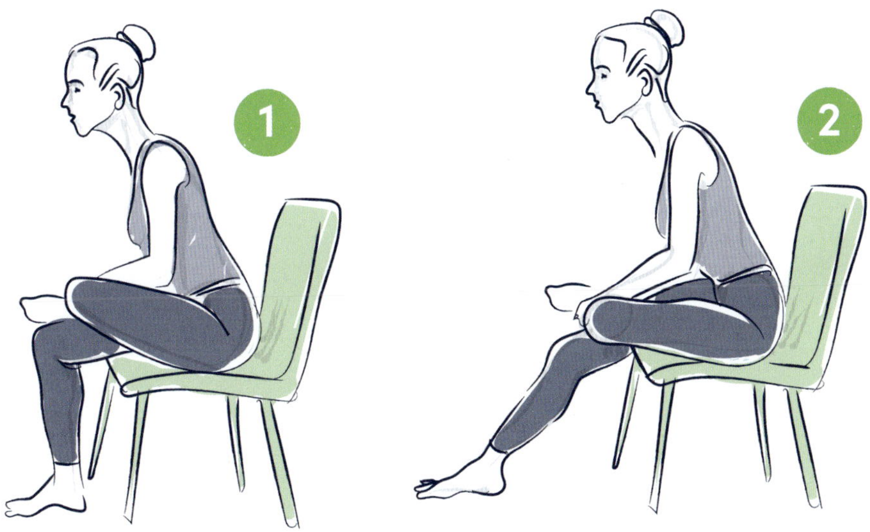

Übung 6: Dehnung der Oberschenkelinnenseiten

Öffnen Sie die Beine im Stehen in die Grätsche. Dabei wählen Sie einen mittelgroßen Schritt, sodass eine Vorbeuge leicht ausführbar ist. Bei Schwierigkeiten mit der Balance halten Sie sich an einem Stuhl fest. Die Füße sind gerade und parallel ausgerichtet. Beugen Sie sich nun langsam nach vorn und greifen Sie mit den Händen zum Boden. Alternativ können Sie auch zu den Beinen greifen, falls die ganze Vorbeuge noch nicht möglich ist. Eine Dehnung auf der Oberschenkelinnenseite oder der Beinrückseite sollte nun spürbar sein. Sie können dabei die Knie stets leicht gebeugt halten. Wählen Sie eine Intensität, bei der die Dehnung wahrnehmbar ist, die Position Sie aber nicht überfordert. Andernfalls passen Sie die Übung an, indem Sie die Beine mehr beugen oder den Schritt verkleinern.

Halten Sie die Position insgesamt 40 bis 60 Sekunden bei schrittweisem Tiefergehen.

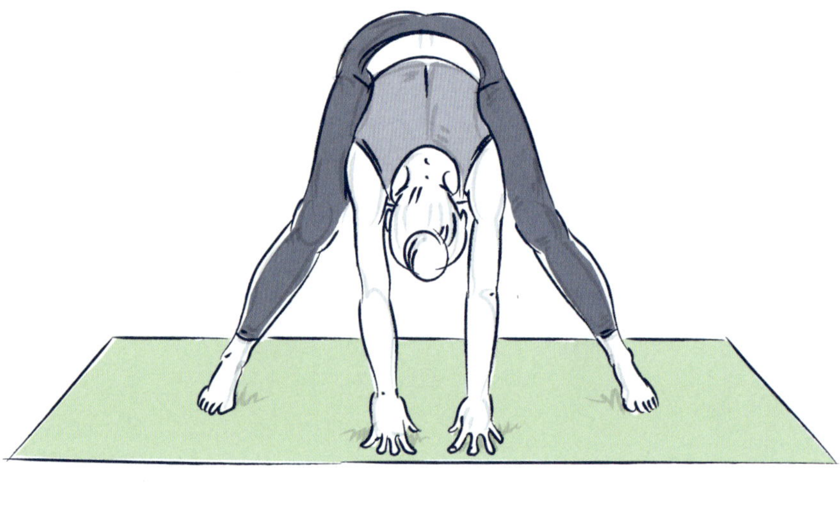

Übungen mit neuem Hüft- oder Kniegelenk

Bevor Sie sich für ein neues Hüft- oder Kniegelenk entscheiden, sollten Sie es unbedingt mit den hier vorgestellten Übungen versuchen. Denn auch falls eine Operation unumgänglich ist, werden Sie mit den Übungen einen großen Fortschritt auf funktioneller Ebene verspüren und das verspannte Muskel- sowie Fasziengewebe um das Gelenk herum auflockern. Dies erleichtert die Funktion des neuen Gelenks und den Rehabilitationsprozess.

Und denken Sie daran: Auch mit einer Prothese sind Sie nicht von sinnvoller Bewegung befreit! Zudem sollte noch etwas bedacht werden: Es gibt zahlreiche Arthrosepatienten, die absolut schmerzfrei sind. Wie so oft in der Medizin haben wir es demnach mit einer individuellen Situation zu tun, und diese sollte auch individuell und vor allem von Ihnen persönlich angegangen werden.

Bewegung nach der Operation

Auch nach einer Operation sollten Sie unbedingt regelmäßig Bewegung in Ihren Alltag einbauen und Übungen durchführen. Jede Operation verläuft anders, ebenso wie jeder Rehabilitationsprozess unterschiedlich ist. Mir haben Patienten schon von sehr individuellen postoperativen Verläufen berichtet, von anschließender Schmerzfreiheit bis anhaltenden Schmerzen und dadurch weiterhin eingeschränkter Beweglichkeit. Somit ist es unmöglich, eine allgemeine Empfehlung abzugeben. Besprechen Sie sich deswegen bitte immer mit Ihrem Operateur – er weiß genau, was möglich und sinnvoll ist und was nicht.

Im Folgenden möchte ich Ihnen zwei Übungen vorstellen, die Sie bei einem »normalen« Operationsverlauf, bei abgeschlossener Wundheilung und bei grundsätzlicher Schmerzfreiheit durchführen können. Am besten gehen Sie es langsam und behutsam an und kontaktieren bei Unsicherheiten Ihren Arzt oder Therapeuten.

Übung 1: Hüftbeuger sanft dehnen

Gehen Sie in den Kniestand und stellen Sie ein Bein auf; unter das Knie des anderen Beins können Sie bei Bedarf eine weiche Unterlage legen. Bringen Sie die Hände auf den vorderen Oberschenkel und achten Sie dabei auf einen stets aufrechten Oberkörper. Verlagern Sie nun Ihr Gewicht leicht nach vorn, ohne dabei die Aufrichtung zu verlieren oder einen Rundrücken zu machen. Kontrollieren Sie Ihre Haltung wenn möglich in einem Spiegel. Nun sollte eine Dehnung im Hüftbeuger an der Vorderseite des hinteren Beins spürbar sein.

Halten Sie die Position für 30 Sekunden pro Seite.

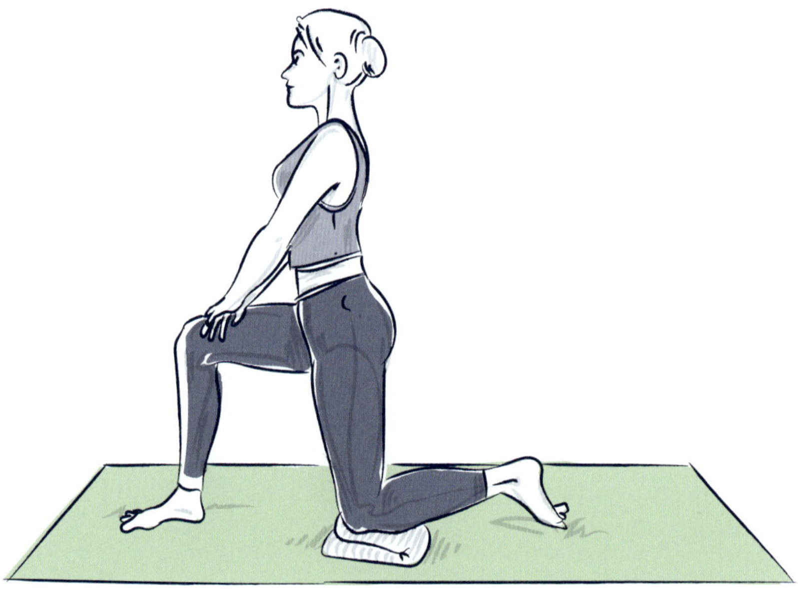

Übung 2: Innenseiten sanft dehnen

Für die nächste Übung nehmen Sie sich die Lehne eines Stuhls oder ein Fensterbrett auf halber Höhe zu Hilfe, machen einen Schritt zurück und öffnen die Beine in eine mittelgroße Grätsche. Dabei sollte kein Schmerz in der Hüfte spürbar sein. Zu Beginn der Übung ist der Oberkörper noch relativ aufrecht (1). Kommen Sie nun sukzessive – schrittweise alle 10 Sekunden – mit dem Oberkörper weiter nach unten. Jede Bewegung soll immer unter der Prämisse der Schmerzfreiheit ausgeführt werden. Am Ende ist die Hüfte etwa im rechten Winkel gebeugt und der Oberkörper gerade nach vorn gestreckt (2).

Bleiben Sie in dieser Position 30 Sekunden lang.

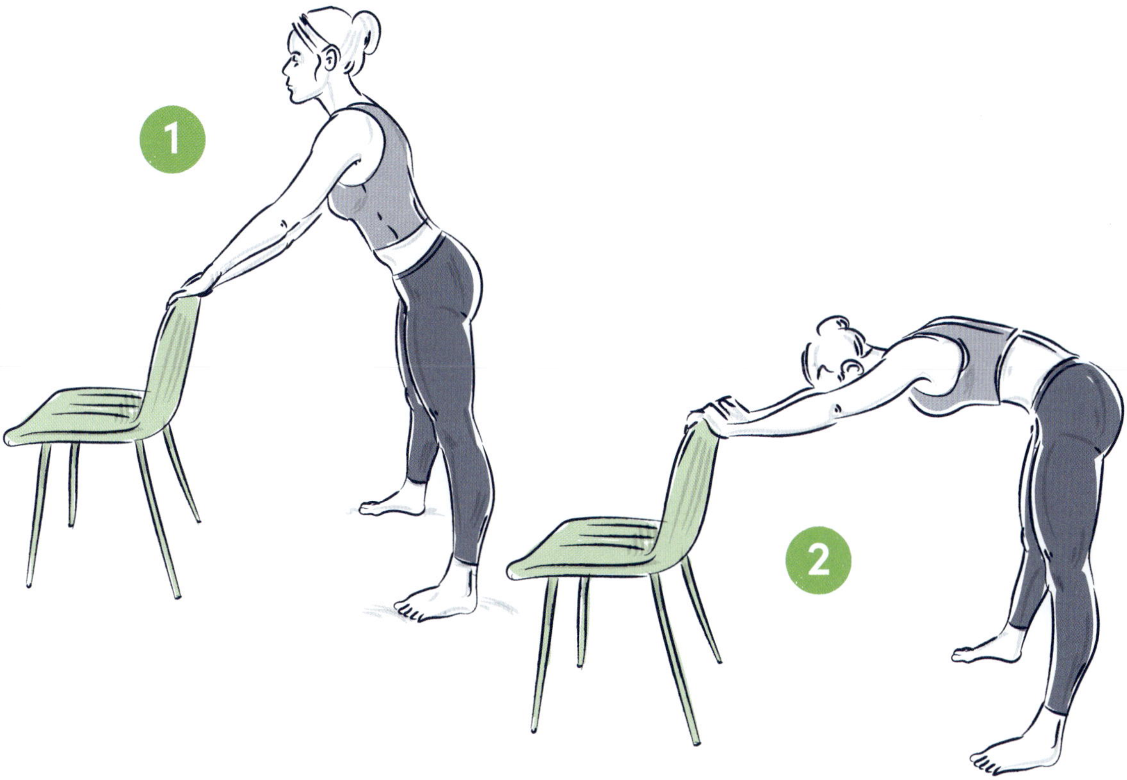

STABILER UND SCHMERZFREIER UNTERER RÜCKEN

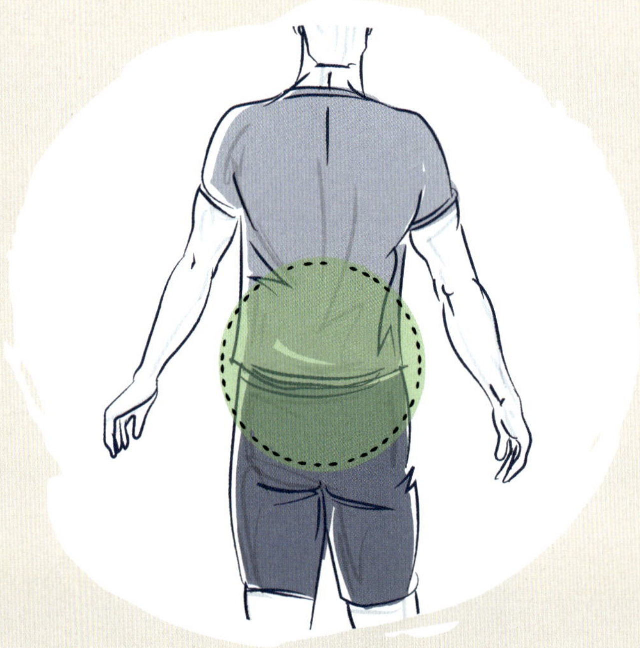

Schon länger sind Rückenschmerzen nicht nur im deutschsprachigen Raum Volkskrankheit Nummer eins, was bei unserer heutigen überwiegend sitzenden Lebensweise im Grunde auch nicht verwunderlich ist. Zum Glück verbergen sich dahinter nur in seltenen Fällen schwerwiegende Erkrankungen – meist können wir die Schmerzen mit entsprechenden Übungen lindern und langfristig dafür sorgen, dass sie nicht wieder auftreten.

Funktionelle Rückenschmerzen

Dass Rückenschmerzen in den meisten Fällen zwar unangenehm, trotzdem aber relativ harmlos sind, liegt daran, dass nur etwa 10 bis 15 Prozent dieser Beschwerden auf organische oder strukturelle Ursachen zurückgehen. Damit sind allgemein bekannte Diagnosen und Beschwerdebilder gemeint, etwa Bandscheibenvorfälle und -vorwölbungen, Osteoporose, Frakturen (Knochenbrüche im Bereich der Wirbelsäule), Spinalkanalstenosen (Einengungen in den Öffnungen für die Rückenmarksnerven), rheumatische oder entzündliche Erkrankungen wie Morbus Bechterew, Wirbelgleiten und noch einige Erkrankungen mehr, die ebenfalls indirekt Rückenschmerzen auslösen können. Denken wir hier z. B. an Organe wie die Nieren, die Gallenblase oder die Bauchspeicheldrüse. Hinzu kommen noch seltenere Ursachen wie Krebserkrankungen. Auch während einer Infektion können Rückenschmerzen entstehen oder sich verstärken.

In knapp 90 Prozent aller Fälle aber können keine spezifischen Ursachen ausfindig gemacht werden, weshalb man auch von unspezifischen Rückenschmerzen spricht. Diese werden allerdings in sieben Prozent der Fälle chronisch: Sie treten also immer wieder auf oder verschwinden gar nicht mehr. Für die große Anzahl der Menschen, die an unspezifischen Rückenschmerzen leiden, gibt es zahlreiche Therapieangebote wie physikalische Anwendungen, Massage, Physiotherapie, Osteopathie, Heilgymnastik, mehrwöchige Kuraufenthalte und einiges mehr. Dieser Schritt zurück in die schmerzfreie Bewegung mittels professioneller Behandlung ist leider nicht immer erfolgreich. Dies liegt unter anderem wohl daran, dass sich auch unspezifische Rückenschmerzen sehr variantenreich präsentieren, da nicht immer ein Muskel oder eine Faszienregion als Übeltäter ausgemacht werden und auch nicht immer die eine Behandlung für alle Menschen gleich wirksam sein kann.

Fehlfunktion – Spannung – Schmerz

Diese unspezifischen Rückenschmerzen werden auch als funktionelle Rückenschmerzen bezeichnet, da sie stets auf eine Fehlfunktion im Körper zurückgehen. Und diese kann mannigfaltig sein, denn speziell der untere Rücken als Dreh- und Angelpunkt für den Oberkörper, aber auch die unteren Extremitäten stellen eine manchmal diffuse Zone dar, die aus muskulärfaszialer Sicht genauer zu betrachten ist.

Sowohl von den Beinen als auch von den Hüften und im Rücken selbst ziehen muskulofasziale Ketten und Bahnen zum unteren Rücken hin oder von ihm weg. Eine oder mehrere dieser Regionen stehen bei funktioneller Ursache unter massiver Spannung, und diese Spannung muss sich wie ein heißer Topf, der überzukochen droht, entladen. Dies tut der Körper über die Aktivierung der Schmerzrezeptoren und die Ableitung der Spannung in benachbarte Regionen. Speziell im dann auch verklebten und spröden Fasziengewebe finden wir freie Nervenenden, die als Schmerzrezeptoren mitunter heftig stimuliert werden.

In den meisten Fällen sind einseitige Haltungen und Belastungen, zu wenig abwechslungsreiche Bewegungen, aber auch Überlastungen und Abnutzungen die Ursache für einen Rückenschmerz, der auf körperlicher Ebene entsteht. Hinzu kommen psychische Faktoren wie negativer Stress, Überlastungen auf mentaler Ebene, Ängste oder auch Depressionen, die wiederum Rückenschmerzen begünstigen oder verstärken können. Oft vergesellschaften sich körperliche und psychische Symptome und führen zu einer negativen Kaskade und Verstärkung aller Beschwerden.

Rückenschmerzen sind nicht unvermeidlich

Dabei muss es in vielen Fällen gar nicht so weit kommen: Das Risiko, Rückenpatient zu werden, kann durch clevere Bewegungen und abwechslungsreiche Haltungen sowie Übungen deutlich reduziert werden. Meist sind es die immer gleich verlaufenden Muskelbahnen, die für Probleme sorgen. Und daher zielen bei Rückenschmerzen die vorgestellten Übungen auf die Spannungslösung in diesen Muskelgruppen ab. Denn sie alle haben einen direkten Einfluss auf die Schmerzfreiheit im unteren Rücken. Oft ist eine oder eine zweite Region hauptsächlich betroffen. Dies werden Sie daran erkennen, dass die Dehnungen dort sehr deutlich spürbar sind oder den bekannten Schmerz sogar auslösen. Dann sind Sie richtig und wissen, dass mit einer gut gewählten Intensität die Spannungslösung nun beginnen kann. Folgende Muskeln sind sehr häufig mitverantwortlich für den klassischen funktionellen Rückenschmerz:

- Rückenstrecker – die Muskulatur links und rechts der Wirbelsäule

- Quadratus lumborum – ein etwas versteckter, tief liegender Muskel, der das untere Ende des Brustkorbs mit dem Becken verbindet

- Hüftbeuger – der Wirbelsäulenaufrichter schlechthin, der den Oberschenkel mit dem Becken und der Lendenwirbelsäule verbindet

- Glutaeus medius – ein wichtiger Gesäßmuskel, der bei den meisten Menschen nicht nur zu schwach, sondern auch verspannt ist und sich in unmittelbarer Nähe des Ischiasnervs befindet

- Hamstrings – die hintere Oberschenkelmuskulatur, die bei den meisten Menschen stark verkürzt ist und große Auswirkungen auf eine der Lumbalfaszien im unteren Rücken hat (Stichwort: Hexenschuss!)

Hinzu kommt meist noch eine starke Verkürzung der Muskel- und Faszienkette auf der Körpervorderseite, die wiederum negative Auswirkungen auf die Körperrückseite hat.

Übungen für den unteren Rücken

Die folgenden Übungen bieten Ihnen eine Auswahl der wichtigsten und effektivsten Dehnungen für die hauptsächlich betroffenen Muskeln. Am Anfang führen Sie alle Übungen wie beschrieben durch. Merken Sie dann, dass ein oder zwei Muskeln Ihren derzeitigen Schmerz überwiegend auslösen, können Sie sich auf diese beschränken. Sind auch andere Regionen wie die Hüften betroffen, integrieren Sie auch diese Übungen in Ihre regelmäßige Bewegungsroutine.

Der untere Rücken und die Lendenwirbelsäule sind primär jedoch ein Segment, bei dem Stabilität eine wichtige Rolle spielt. Im schmerzfreien Zustand sollten Sie deshalb auf jeden Fall auch Kräftigungsübungen für diese Region in Ihre Bewegungsroutine einbauen, um langfristig einen stabilen und kräftigen unteren Rücken zu erhalten. Diese Übungen finden Sie dann anschließend im Unterkapitel »Übungen für die Core Stability« (siehe S. 86ff.). Im akuten Zustand des Schmerzes wären Kräftigungsübungen allerdings kontraproduktiv, da hier ja Spannung in einem Milieu erzeugt wird, das ohnehin schon an massiver Spannung leidet. Somit würden sich die Beschwerden nur verstärken.

Übung 1: Rückenstrecker dehnen

Setzen Sie sich auf den Boden und kreuzen Sie die Beine wie im Schneidersitz. Fällt Ihnen das schwer, können Sie sich erhöht hinsetzen, indem Sie z. B. eine Decke unterlegen. Fällt Ihnen das Kreuzen der Beine schwer, strecken Sie ein Bein oder beide mehr nach vorn aus. Verschafft auch das keine Erleichterung, führen Sie die nun folgende Vorbeuge auf einem Stuhl aus.

Bei der Vorbeuge achten Sie darauf, dass der Rücken möglichst rund wird, um eine effektive Dehnung der Rückenstrecker links und rechts der Wirbelsäule zu erreichen. Wechseln Sie anschließend die Seite und kreuzen Sie die Beine andersherum.

Halten Sie die Position für 30 bis 40 Sekunden pro Seite.

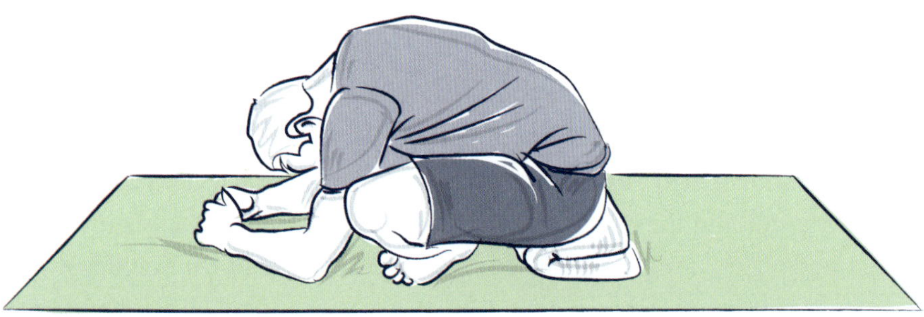

Übung 2: Quadratus lumborum dehnen

An diesen Muskel kommen wir mit Dehnübungen nur schwer heran. Es gibt jedoch eine Bewegung, in der wir diesen tief sitzenden Muskel doch erreichen können. Halten Sie sich dafür mit der linken Hand fest und treten Sie mit dem linken über den rechten Fuß. Strecken Sie dann den rechten Arm nach oben. Beugen Sie sich nun nach links und strecken Sie den Arm schräg nach vorn, weg von Ihnen. Eventuell müssen Sie etwas mit dem Winkel des Arms spielen, um die Dehnung im verspannten Muskel zu erzielen. Manchmal ist es notwendig, den Arm mehr seitlich oder mehr nach vorn zu strecken. Dort, wo Sie die Dehnung am intensivsten spüren, ist es richtig.

Halten Sie die Position für 30 bis 40 Sekunden pro Seite.

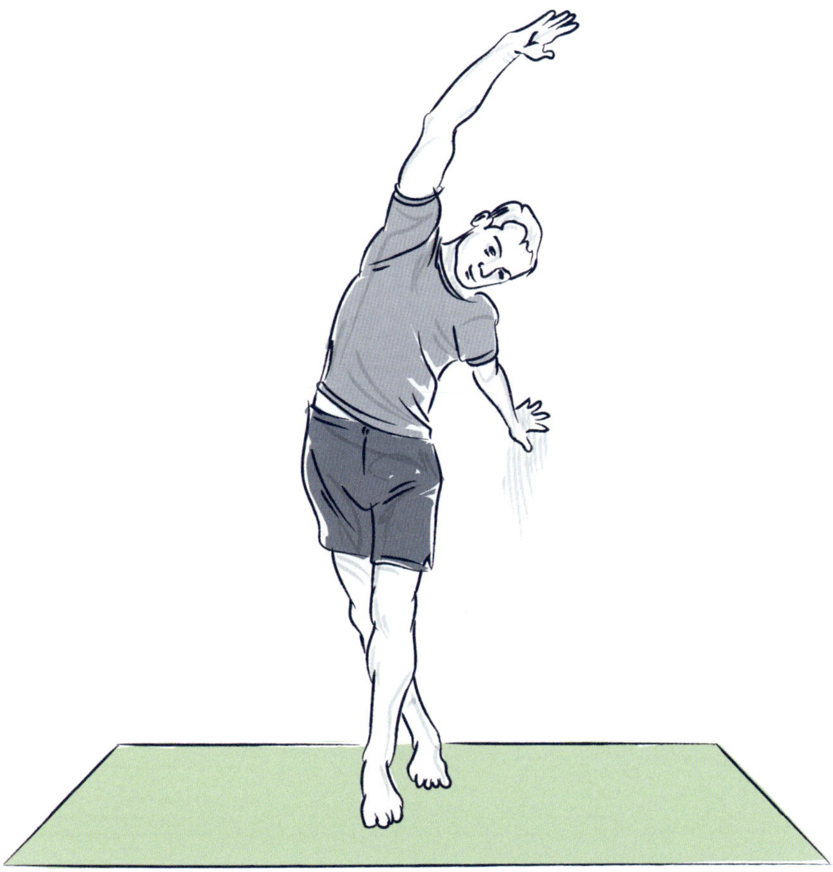

Übung 3: Hüftbeuger mit gestrecktem Bein dehnen

Nun kommen wir zu einem der wichtigsten Muskeln für unsere Aufrichtung und im Speziellen für die Schmerzfreiheit im unteren Rücken: dem Hüftbeuger. Stellen Sie sich aufrecht hin und machen Sie einen relativ großen Ausfallschritt. Das hintere Bein ist gestreckt, das vordere Bein im rechten Winkel gebeugt. Bei Schwierigkeiten mit der Balance können Sie sich bei dieser Übung auch mit einer Hand z. B. an einem Stuhl festhalten. Strecken Sie nun die Arme gerade nach oben und richten Sie den Oberkörper auf. Das Gewicht Ihres Körpers ist zentral oder leicht nach vorn verlagert. Nun sollte eine Dehnung im Hüftbeuger an der Vorderseite des hinteren Beins spürbar sein. Achten Sie darauf, nicht in ein übermäßiges Hohlkreuz im unteren Rücken zu sinken.

Halten Sie die Position für 30 Sekunden pro Seite.

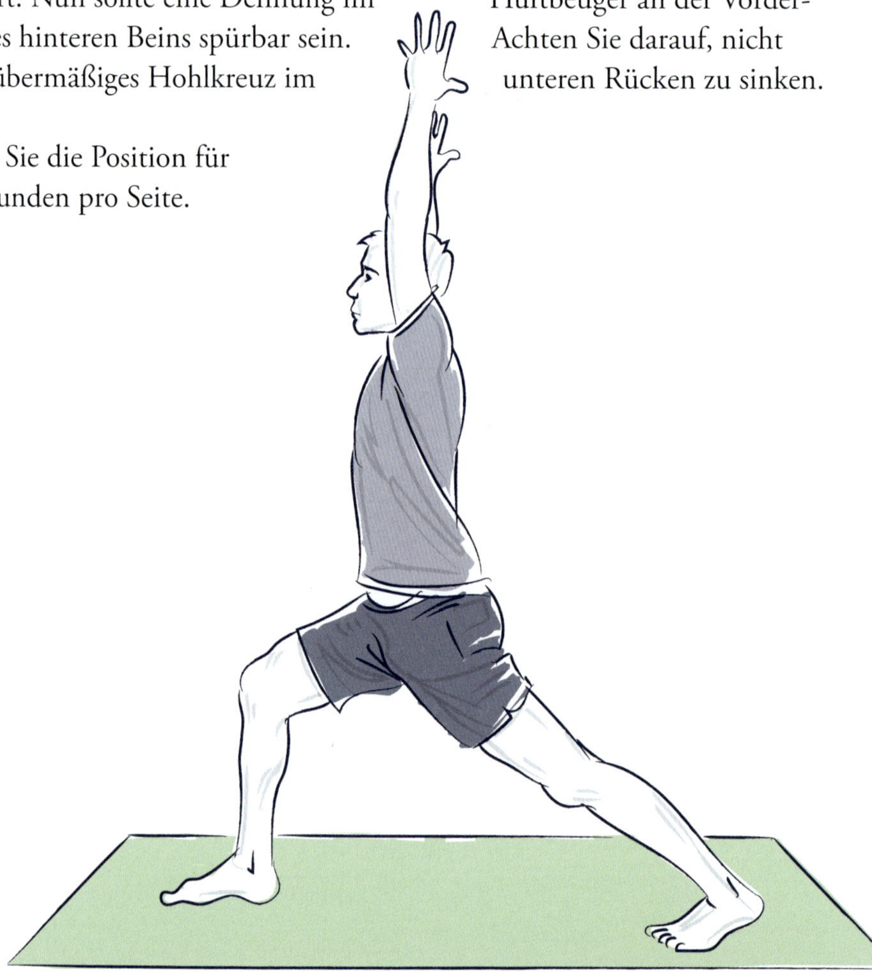

Übung 4: Glutaeus dehnen

Begeben Sie sich in Rückenlage und stellen Sie die Beine auf. Legen Sie einen Fuß über den Oberschenkel des anderen Beins. Dabei befindet sich der Knöchel außerhalb des Oberschenkels und das Knie kann möglichst gut nach außen zur Seite fallen. In vielen Fällen ist bereits jetzt die Dehnung im Gesäßmuskel dieses Beins zu spüren (1). Verfügen Sie über eine sehr gute Beweglichkeit in Hüften und Knien, können Sie das aufgestellte Bein nun greifen und näher zu sich heranziehen (2).

Halten Sie die Position für 30 Sekunden pro Seite.

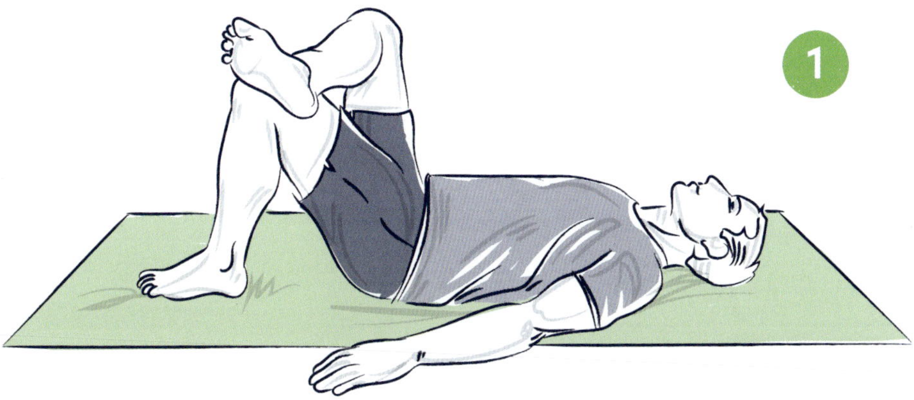

1

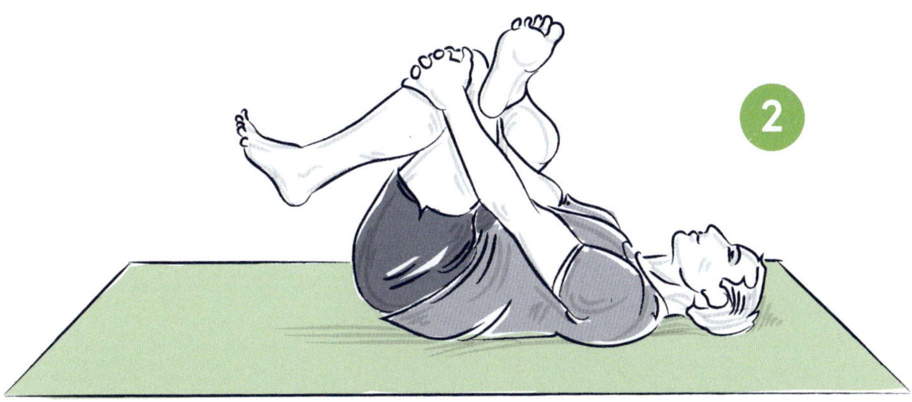

2

Übung 5: Hamstrings dehnen

Stellen Sie sich aufrecht hin und machen Sie einen Ausfallschritt. Dabei sind beide Beine gestreckt; Sie können das vordere Bein jedoch auch leicht beugen, wenn die Dehnung zu intensiv wird. Bei Schwierigkeiten mit der Balance können Sie sich bei dieser Übung auch mit einer Hand z. B. an einem Stuhl festhalten. Mit der anderen Hand oder beiden Händen greifen Sie nun zum Knöchel des vorderen Beins und gehen mit dem Oberkörper so weit wie möglich nach unten.

Halten Sie die Position für 30 bis 40 Sekunden pro Seite.

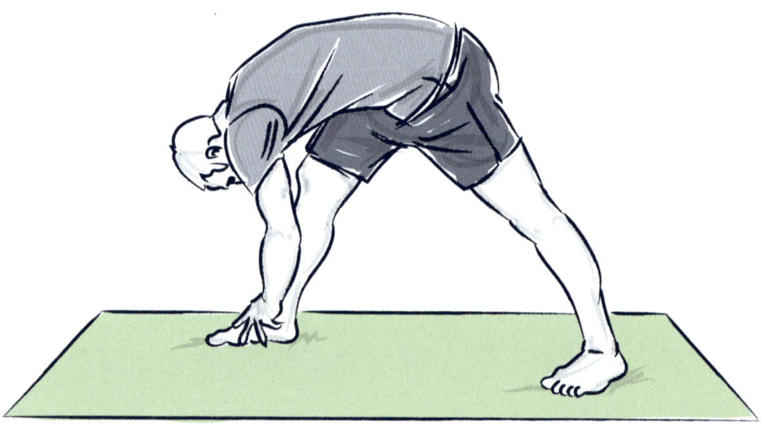

Übung 6: Körpervorderseite dehnen

Stellen Sie sich aufrecht hin, die Füße sind hüftbreit auseinander. Strecken Sie die Arme im 45-Grad-Winkel nach oben und seitlich aus. Machen Sie dabei eine leichte Rückbeuge, ohne in ein übermäßiges Hohlkreuz zu sinken. Der Kopf kann leicht gehoben werden. Ziehen Sie die Fingerspitzen maximal auseinander (1 und 2). So erreichen Sie auf der Körpervorderseite Dehnung und auf der Rückseite Kräftigung und Stabilität.

Halten Sie die Position für 30 bis 60 Sekunden. Bei Schmerzen im unteren Rücken verringern Sie die Intensität.

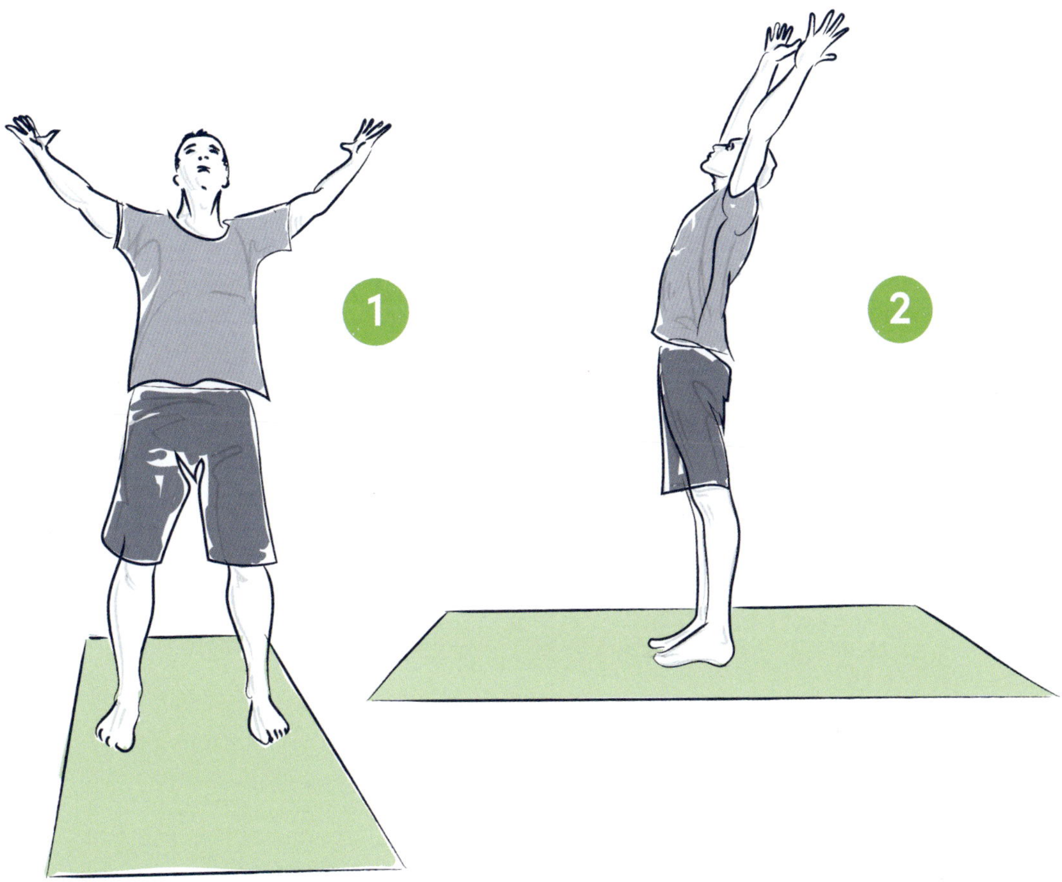

Übungen für die Core Stability

Nur ein kräftiger Rücken ist auch ein gesunder Rücken! Denn insbesondere das Zentrum unseres Bewegungsapparats, der Kern (»core«), soll den Rumpf stabilisieren und somit den Extremitäten, Beinen und Armen, freien Bewegungsspielraum ermöglichen. Verfügen wir nicht über ein gesundes Maß an Kräftigung in diesem Bereich, können Fehlhaltungsmuster wie ein übermäßiges Hohlkreuz entstehen und die Muskeln sind zu schwach, um Belastungen ausgleichen zu können.

Tatsächlich gibt es viele verschiedene Muskeln, die für die Core Stability verantwortlich sind. Im Folgenden sollen Übungen für die großen und wichtigsten Muskelgruppen gezeigt werden, da diese häufig von mangelnder Kraft betroffen sind.

Kraft aus der Körpermitte

Für eine kräftige Körpermitte ist es unerlässlich, Bauch-, Rücken-, Gesäß- und Beinmuskulatur ins Training mit einzubeziehen. Das klingt im ersten Moment vielleicht äußerst anstrengend und lässt so manchen Fitnessnostalgiker an das Bauch-Beine-Po-Training der 1990er-Jahre zurückdenken, und tatsächlich sind wir davon gar nicht allzu weit entfernt. Doch zum Glück ist dafür keine schweißtreibende 45-Minuten-Hardcore-Session mit hämmernder Musik nötig – einfache, aber umso effektivere Übungen in den eigenen vier Wänden reichen vollkommen aus. Bitte führen Sie die Übungen immer genauso durch, wie sie hier beschrieben sind, denn nur so haben Sie den bestmöglichen Nutzen davon.

Übung 1: Kraft im Bauch

Beugen Sie in Rückenlage die Beine so in der Luft, dass sich Knie und Hüften im rechten Winkel zueinander befinden. Strecken Sie die Arme nach hinten und atmen Sie dabei ein (1). Ausatmend kommen Sie mit Armen und Oberkörper nach vorn. Kopf und Schultern sollen dabei vom Boden abheben, die Arme strecken Sie seitlich der Knie nach vorn aus. Die Beine sind weiterhin gebeugt (2). Atmen Sie dann wieder ein, legen Sie den Oberkörper ab und strecken Sie die Arme wieder nach hinten (1).

Wiederholen Sie die Übung 6- bis 8-mal. Ist diese Variante zu fordernd, können Sie die Übung alternativ auch mit aufgestellten Beinen ausführen.

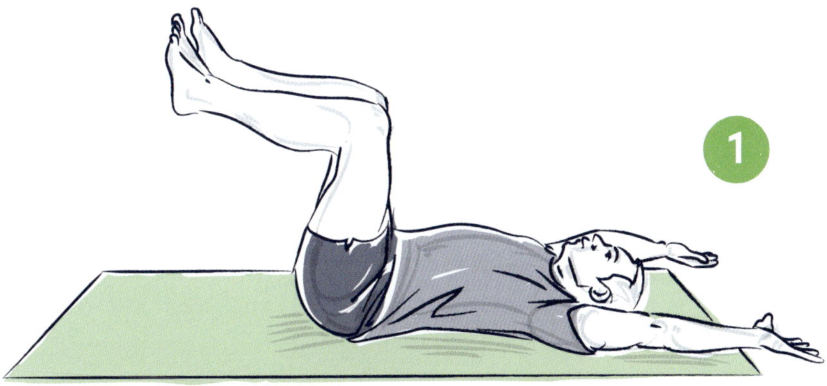

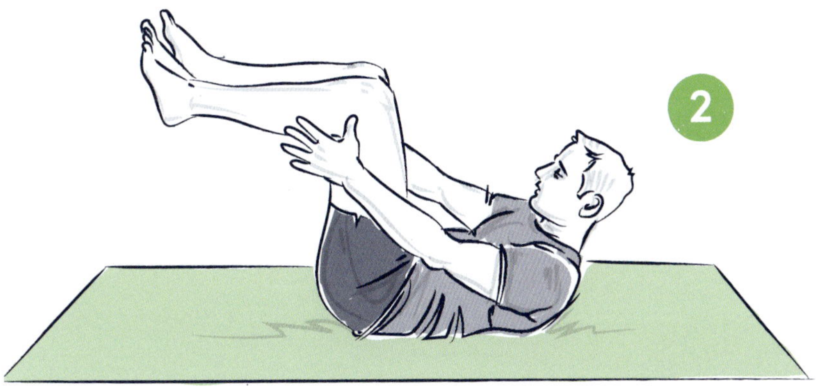

Übung 2: Kraft im Rücken

Strecken Sie in Rückenlage die Arme nach hinten und heben Sie das Becken maximal an. Die Füße und die Zehen sind fest auf dem Boden verankert und heben nicht ab.

Halten Sie die Position für 30 bis 40 Sekunden. Achten Sie dabei darauf, dass das Becken nicht absinkt. Bei Schmerzen im unteren Rücken verringern Sie die Intensität.

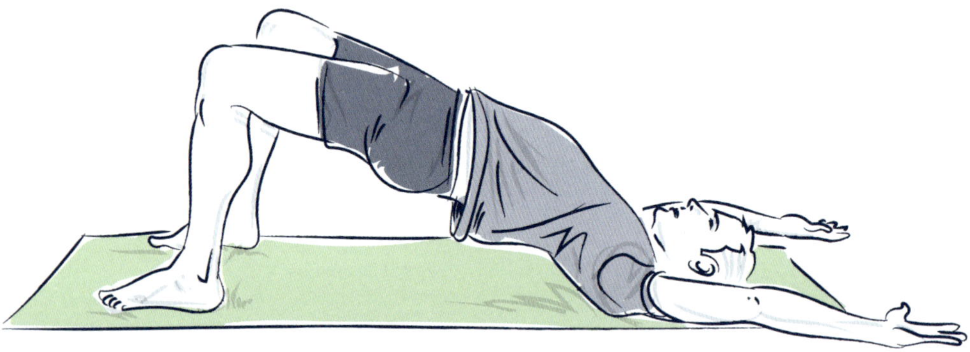

Übung 3: Kraft in Rücken und Gesäß

Gehen Sie in den Vierfüßlerstand und strecken Sie einatmend ein Bein gerade nach hinten aus (1). Achten Sie darauf, dass Ihr Becken nicht kippt und gerade bleibt. Beim Ausatmen kommen Sie mit dem gestreckten Bein seitlich nach vorn (2). Die Arme bleiben dabei gestreckt und Sie weichen so wenig wie möglich mit dem Becken zur anderen Seite aus. Alternativ kann das seitliche Bein auch gebeugt werden. Versuchen Sie, es möglichst oben zu halten. Atmen Sie dann ein und strecken Sie das Bein wieder gerade nach hinten aus (1).

Wiederholen Sie die Übung langsam 8- bis 10-mal auf der einen Seite, dann 8- bis 10-mal auf der anderen Seite. Am Ende jeder Seite halten Sie das seitlich gestreckte Bein jeweils für 5 bis 10 Sekunden.

1

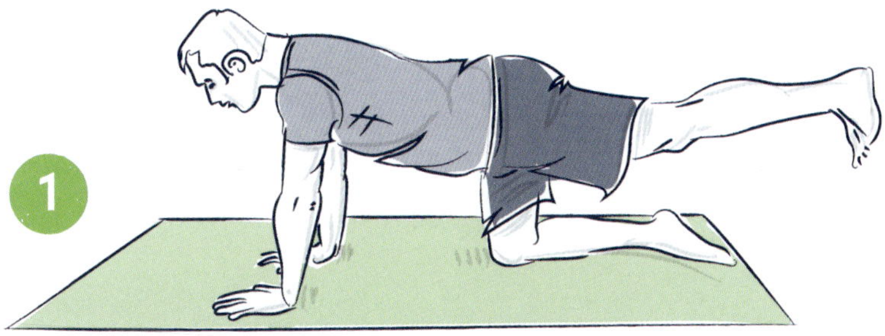

2

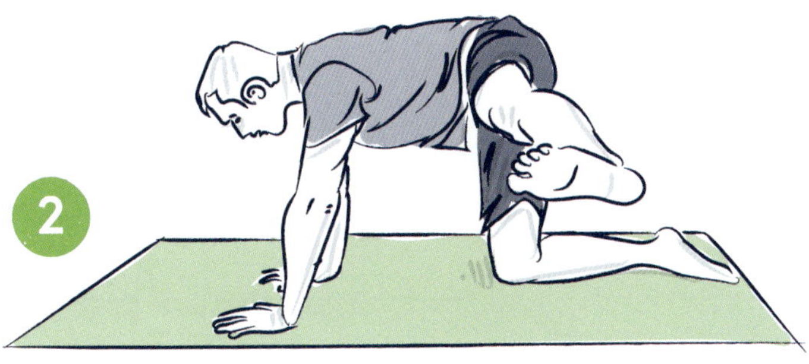

Übung 4: Kraft in Beinen, Rücken und Gesäß

Beugen Sie sich im Stehen mit dem Oberkörper zur Hälfte nach vorn und strecken Sie einatmend die Arme gerade aus. Die Beine sind fast ganz gestreckt, eine leichte Beugung in den Knien ist möglich (1). Bei Schmerzen im unteren Rücken in dieser Haltung können Sie die Knie stärker beugen. Ausatmend beugen Sie den Oberkörper ganz und greifen zur Rückseite der Beine an die Wadenmuskeln (2).

Halten Sie diese Position für 20 bis 30 Sekunden und wiederholen Sie die Übung langsam 8- bis 10-mal.

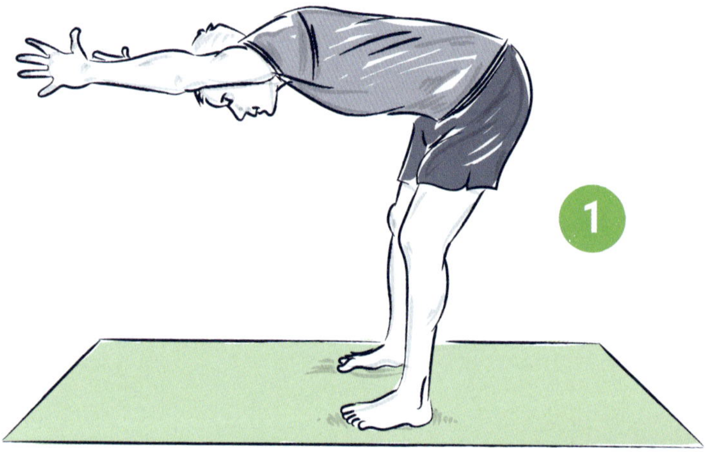

1

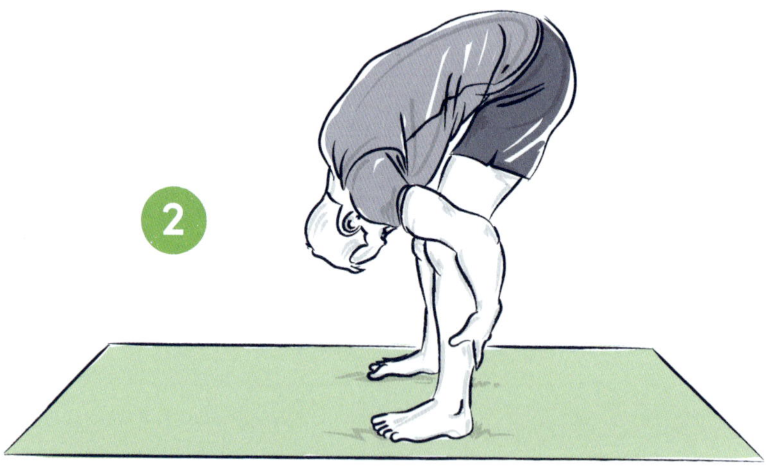

2

Bandscheibenprobleme, ade

»Mir schmerzt die Bandscheibe«, »Ich habe einen Vorfall«, »Meine Bandscheiben sind kaputt« – wer kennt diese Aussagen nicht aus seinem Umfeld? Interessanterweise verfügt das Bandscheibenmaterial selbst über keine Schmerzrezeptoren. Erst wenn die Bandscheibe auf eine Struktur drückt, die Schmerzen auslösen kann, sorgt sie für ein Problem. Das wäre dann beispielsweise die Nervenwurzel, nicht selten aber auch das hintere Längsband in der Wirbelsäule. Dies erklärt auch, warum es viele Menschen mit Bandscheibenvorfällen oder -vorwölbungen gibt, die keinerlei Schmerzen oder andere Beschwerden wie Missempfindungen in den Beinen haben. Andererseits gibt es Menschen, die an einer bandscheibenähnlichen Symptomatik leiden, auf deren MRT-Bild aber kein Vorfall zu sehen ist. In vielen Fällen bilden sich Vorfälle (Prolapse) auch wieder zurück und können konservativ, also ohne Operation, behandelt werden. Was an Behandlung vor etwa 20 Jahren in der Medizin noch gang und gäbe war, hat sich mittlerweile also einem Paradigmenwechsel unterzogen.

Nun sollte man wissen, wie man selbst die besten Voraussetzungen dafür schaffen kann, dass es gar nicht erst zu einem Problem, meist in der Lendenwirbelsäule (LWS), kommt. Am häufigsten treten Bandscheibenvorfälle in der LWS zwischen dem 4. und 5. Lendenwirbelkörper oder zwischen dem 5. Lendenwirbelkörper und dem Steißbein auf. Dort ist auch die Belastung für den unteren Rücken recht groß. Somit sind Kräftigung und Stabilität auf muskulärer Ebene in diesem Bereich absolut notwendig, um das Risiko eines Bandscheibenvorfalls zu minimieren.

Stärkung hinten, Dehnung vorn

Bei zu schwach ausgeprägter Rückenmuskulatur verkümmert auch die muskulofasziale Kette auf der Körpervorderseite, was wiederum negative Auswirkungen für die Rückseite hat. Somit sollte man unbedingt auch die Dehnung auf der Körpervorderseite in die Übungsroutine integrieren. Dabei hilft auch die Dehnung des Hüftbeugers, der an den Querfortsätzen vom 12. Brustwirbel bis zum 4. Lendenwirbel ansetzt. Eine Verkürzung dort kann man heute bei fast allen Menschen beobachten. Dies lässt sich definitiv mit der ausgeprägten Sitzhaltung und Bewegungsarmut erklären. Lassen Sie sich einmal von einem fachkundigen Therapeuten oder Arzt in den Hüftbeuger drücken. Meiner Erfahrung nach schmerzt es dort sofort bei 99 Prozent aller Menschen, ganz gleich, ob sie momentan Beschwerden haben oder nicht. Ist der Hüftbeuger verkürzt, wird die Lendenwirbelsäule durch die erhöhte Spannung noch mehr in ein übermäßiges Hohlkreuz gezogen und der Druck auf die Bandscheiben erhöht sich. Somit ist die Dehnung des Hüftbeugers wichtiger Bestandteil einer Übungspraxis für die Bandscheiben im unteren Rücken.

Weiterführende Erläuterungen zum unteren Rücken, Ischias, Iliosakralgelenk (ISG) und Hexenschuss sowie einen Rückenbeweglichkeitstest finden Sie in meinem Buch *Rücken, Schultern, Nacken – Verspannungen lösen, Beweglichkeit steigern, schmerzfrei werden* (Südwest Verlag, 2023).

So pflegen Sie Ihre Bandscheiben

Dies sollten Sie Ihren Bandscheiben zuliebe vermeiden:

- Schwere Lasten heben
- Schnelle, ruckartige Bewegungen machen
- Intensive Rotationen (seitliche Drehungen) regelmäßig ausführen
- In Rückbeugen in ein übermäßiges Hohlkreuz fallen; kontrollieren Sie das am besten vor dem Spiegel
- Sich zu viel schonen, sich also nicht bewegen und zu viel sitzen

Und dies sollten Sie Ihren Bandscheiben zuliebe in den Übungen beachten:

- Vorbeugen in der Übungspraxis reduzieren oder mit stark gebeugten Knien ausführen
- Übungen und Bewegungen immer langsam und behutsam ausführen

Übungen für die Bandscheiben

Die Übungen beinhalten die Dehnung des Hüftbeugers und der gesamten Körpervorderseite sowie die Kräftigung der Körperrückseite, im Speziellen des unteren Rückens. Wird während der Übungen ein Schmerz oder eine Missempfindung (Kribbeln oder Taubheitsgefühl) ausgelöst, brechen Sie ab. Eventuell bedarf es einer Anpassung der Bewegungen. Im akuten Stadium des Bandscheibenvorfalls oder bei Ausstrahlungen in die Beine sowie Missempfindungen dort sollten Sie unbedingt den Arzt Ihres Vertrauens zur Abklärung aufsuchen.

Übung 1: Hüftbeuger im Liegen dehnen

Ziehen Sie im Liegen ein Knie mit beiden Händen zu sich heran. Das andere Bein ist gestreckt und wird knapp über dem Boden gehalten. Halten Sie die Dehnung für 30 Sekunden pro Seite; drücken Sie dabei die vordere Ferse nach vorn weg und halten Sie den Zug am Knie in Richtung Brustkorb.

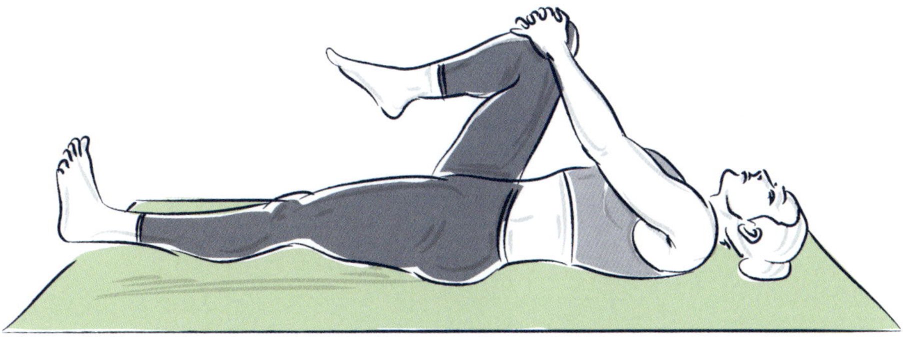

Übung 2: Aufrichtung an der Wand

Stellen Sie sich mit etwa einer Fußlänge Abstand mit dem Rücken an eine Wand und öffnen Sie die Beine hüftbreit. Heben Sie nun die Fersen so weit wie möglich vom Boden ab und strecken Sie die Arme nach oben. Machen Sie dann eine leichte Rückbeuge, sodass nur die Handrücken die Wand berühren. Sie stützen sich dabei mit den Händen nicht ab. Den Kopf können Sie entsprechend der Öffnung auf der Körpervorderseite leicht heben. Halten Sie die Position für 30 Sekunden (1). Danach kommen Sie mit gebeugten Knien als Ausgleichsbewegung ganz langsam für 10 bis 20 Sekunden nach vorn (2).

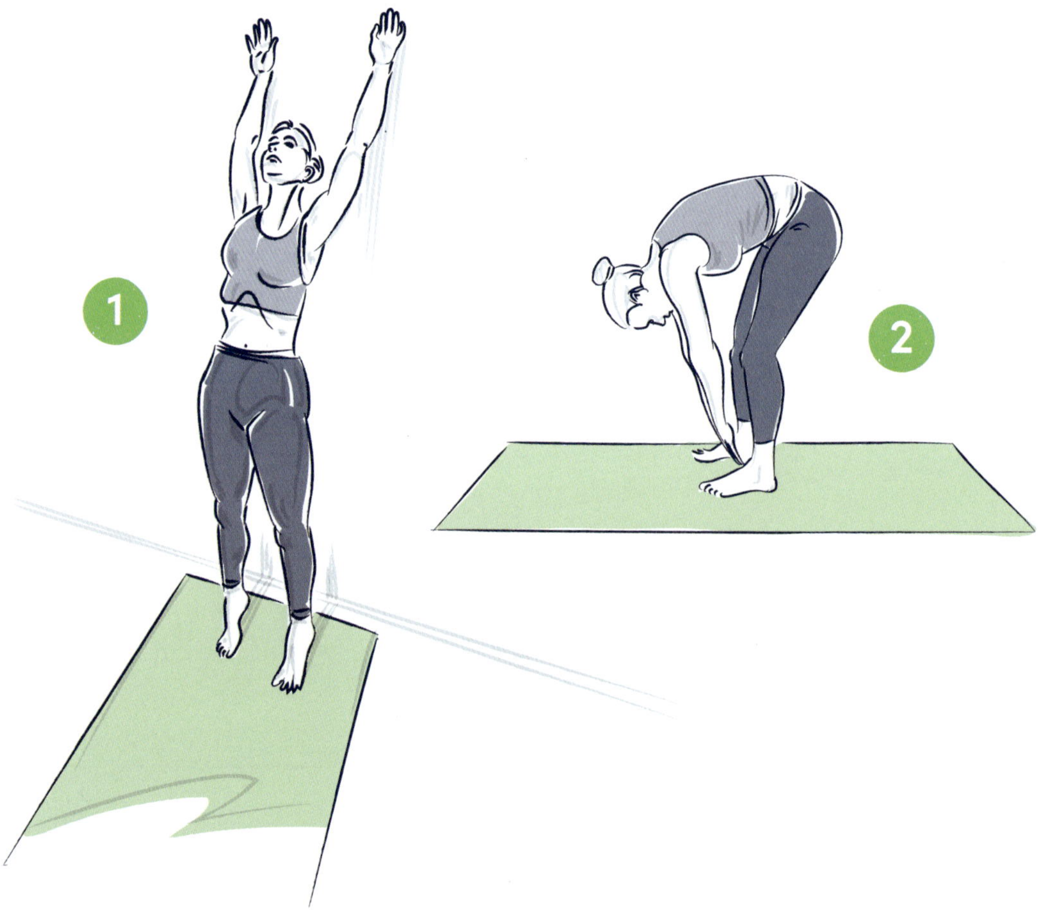

Übung 3: Vorn dehnen, hinten kräftigen

Strecken Sie in Rückenlage die Arme nach hinten und heben Sie das Becken maximal an (1). Die Arme bleiben hinten, während Sie den Rücken langsam und schrittweise Wirbel für Wirbel bis zum Ende der Brustwirbelsäule abrollen (2). Dieses befindet sich etwas unterhalb des unteren Endes der Schulterblätter. Spüren Sie die Wirbel weniger gut, rollen Sie langsam ein paar Zentimeter schrittweise ab. Sind Sie unten angekommen, heben Sie das Becken wieder ganz nach oben an (1).

Wiederholen Sie die Übung langsam 8- bis 10-mal.

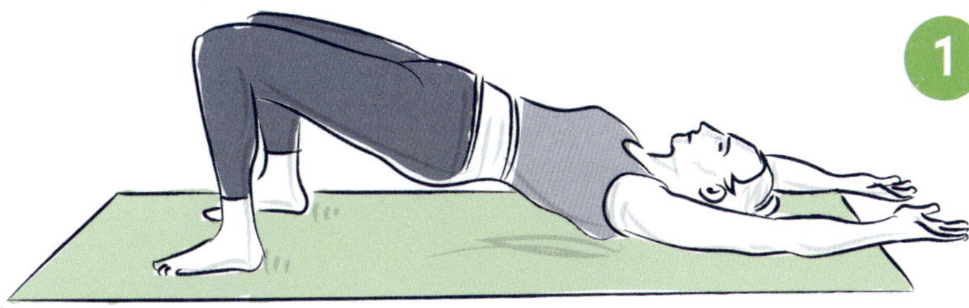

1

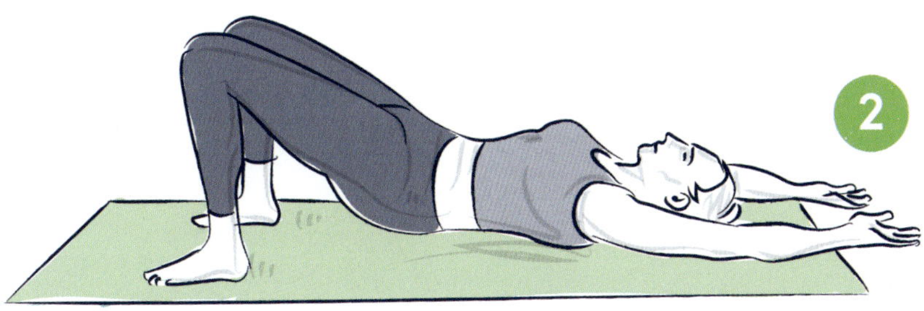

2

MOBILER OBERER RÜCKEN UND SCHULTERN SOWIE NACKEN OHNE SCHMERZEN

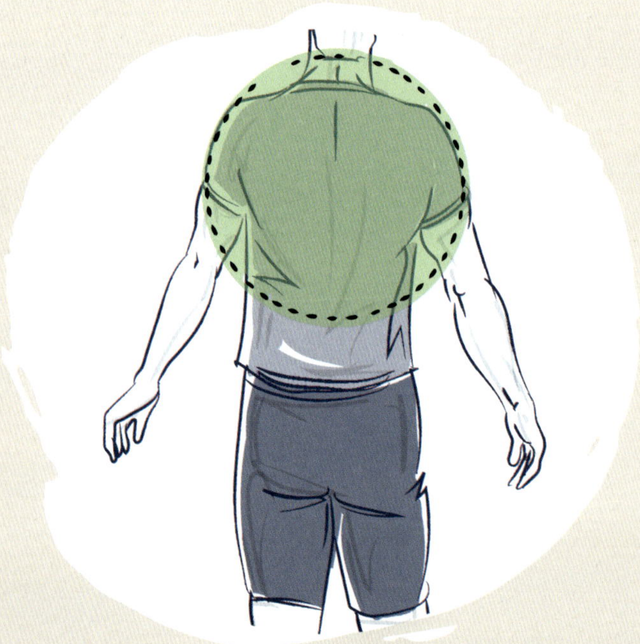

Ganz bewusst sind diese drei Körperregionen in einem Kapitel zusammengefasst, denn Probleme im oberen Rücken, in den Schultern oder im Nacken haben sehr häufig Auswirkungen auf die jeweils anderen Regionen; die Bereiche stellen eine funktionelle Einheit dar. Mit entsprechenden Übungen können Sie die Partien kräftigen und mobilisieren.

Funktionelle Einheit

Grundsätzlich ist die Brustwirbelsäule – vor allem der obere Teil – sehr beweglich und physiologisch nur durch die Rippen in ihrer Drehung eingeschränkt. Sowohl das Beugen und Strecken als auch die Rotation (seitliche Drehung) sowie die Seitbeuge nach rechts und links weisen einen relativ großen Bewegungsspielraum auf, wodurch es uns leichter fällt, Bewegungen mit den Armen und dem ganzen Körper auszuführen. Leider ist diese Beweglichkeit bei den meisten Menschen eingeschränkt, woraus sich zwangsläufig auch Auswirkungen auf die Schultern und den Nacken ergeben.

Stellen Sie sich vor, Sie müssten mit einem bewusst runden Rücken die Arme nach oben strecken (1). Vergleichen Sie diese Bewegung nun mit der, die Sie machen, wenn Sie die Arme im aufrechten Stand oder in einer leichten Rückbeuge nach oben strecken (2).

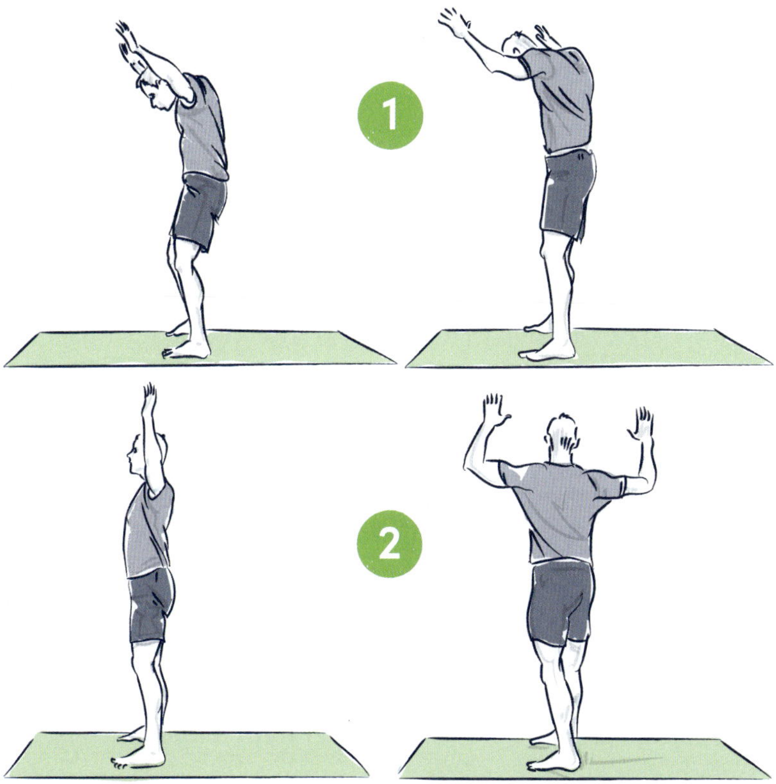

Sie werden feststellen, dass Sie mit aufrechtem Oberkörper die Beweglichkeit der Schultern ganz anders einsetzen können. Was im Umkehrschluss bedeutet, dass das Kugelgelenk Schulter mit rundem Rücken nicht das volle Potenzial seines Gelenkspiels nutzen kann. Viele Menschen heben im Alltag die Arme kaum über Schulterhöhe, und Computer, Handys und dergleichen mehr tun ihr Übriges. So wird das Schultergelenk nicht oder kaum in vollem Ausmaß genutzt und damit auch nicht stimuliert. Die Folge: Die Beweglichkeit dort muss verloren gehen, da schon allein das umliegende Fasziengewebe an Elastizität verliert.

Die meisten Muskeln an der oberen Körperrückseite setzen am Hinterkopf an. Stehen diese Muskeln unter starker Spannung, muss sich diese Spannung bei übermäßiger Belastung im Muskelverlauf entladen. Typischerweise tut sie das nach oben in Richtung Hinterkopf. Deswegen sind Spannungskopfschmerzen die mit Abstand dominierende Kopfschmerzart. Eine eingeschränkte Beweglichkeit im oberen Rücken hat daher meist erhebliche negative Auswirkungen auf Schultern und Nacken. Die folgenden Übungen wirken immer auf mehreren Ebenen und über mehrere Muskeln und Muskelgruppen hinweg.

Rundrücken – nein, danke!

Der Rundrücken ist ein Spiegel unserer Zeit. Verrichteten die Menschen vor nicht einmal 100 Jahren hauptsächlich körperliche Tätigkeiten, haben wir es heute mit dem *Homo sedens* zu tun, dem sitzenden Menschen. Dass dies massive Auswirkungen hat, ist uns nicht immer bewusst.

Unweigerlich müssen bei längeren sitzenden Tätigkeiten die Schultern nach vorn fallen. Der obere Rücken wird runder, und die Kyphose (Krümmung nach hinten) in der Brustwirbelsäule verstärkt sich. Die Flexibilität in diesem Bereich leidet massiv, und die eigentlichen funktionellen Bewegungen wie insbesondere die Rotation sind stark reduziert. Die Aufrichtung des Oberkörpers kann nicht mehr ausgeführt werden, und auch die wichtigen Regionen darunter und darüber leiden unter diesem in den meisten Fällen vermeidbaren Fehlhaltungsmuster.

Ständiges Sitzen führt zu einer Kettenreaktion

- Beim ständigen Sitzen kommt es zu einer verstärkten Kyphose in der Brustwirbelsäule: Die Krümmung nach außen im oberen Rücken wird verstärkt und führt zum Rundrücken (siehe Abbildung unten).
- Die Schultern fallen nach vorn und unterstützen den Rundrücken noch.
- Dadurch leidet die Aufrichtung im Oberkörper.
- Die Muskulatur im Rumpf wird geschwächt.
- Die Hüften befinden sich in einer permanent gebeugten Haltung, wodurch sowohl die Beweglichkeit im Hüftgelenk als auch die Aufrichtung im Oberkörper leidet.
- Das Fasziengewebe im gesamten Körper wird kaum stimuliert, wodurch es zu Verklebungen, Verwringungen und Elastizitätsverlust kommt.
- Durch langes Sitzen vor dem Computer oder Handy verspannt sich auch der Schulter-Nacken-Bereich.

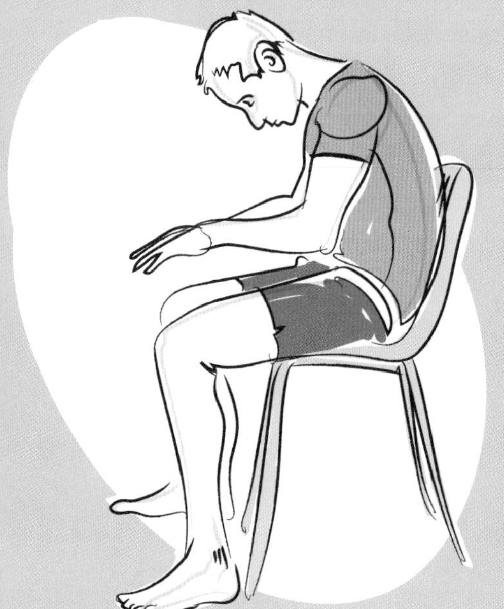

Übungen für den oberen Rücken

Stellen auch Sie bei sich fest, dass die Beweglichkeit im oberen Rücken nicht mehr in gewohntem Ausmaß vorhanden ist oder Sie viel sitzen und dabei einen runden Rücken nicht vermeiden können, sind Ausgleichsübungen wie die folgenden absolut zu empfehlen. Einige davon können sogar gleich im Sitzen durchgeführt werden.

Übung 1: Aufrichtung im Oberkörper

Stellen Sie sich aufrecht hin und machen Sie einen relativ großen Ausfallschritt. Das hintere Knie legen Sie dabei am Boden ab, das vordere Bein beugen Sie im rechten Winkel. Legen Sie eine weiche Unterlage unter das hintere Knie, wenn Ihnen dies angenehmer ist, und halten Sie sich bei Schwierigkeiten mit der Balance mit einer Hand z. B. an einem Stuhl fest. Strecken Sie nun die Arme gerade nach oben und richten Sie den Oberkörper auf. Das Gewicht Ihres Körpers ist zentral oder leicht nach vorn verlagert. Strecken Sie dann die Handgelenke in Richtung Zimmerdecke und lassen Sie die Finger nach hinten zeigen. Dies unterstützt die Aufrichtung im Oberkörper. Nun sollte eine deutliche Dehnung an der Körpervorderseite spürbar sein. Achten Sie darauf, nicht in ein übermäßiges Hohlkreuz im unteren Rücken zu sinken.

Halten Sie die Position für 30 Sekunden pro Seite.

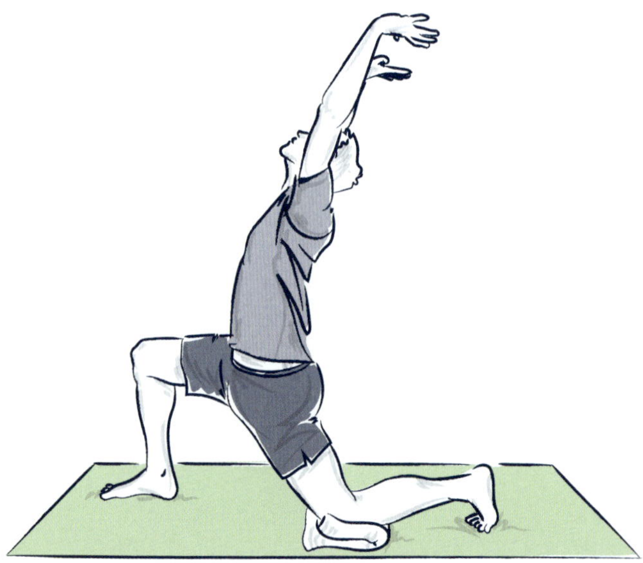

Übung 2: Dehnen im oberen Rücken

Gehen Sie in den Vierfüßlerstand. Bringen Sie anschließend die Hände etwa eine Armeslänge weiter nach vorn und öffnen Sie die Arme zur Seite, sodass sie ein V bilden. Bewegen Sie nun das Gesäß so weit wie möglich nach hinten. Da sich die Arme weiter vorn befinden, berühren Sie mit dem Gesäß nicht die Füße. Mit jeder Ausatmung lassen Sie Ihr Brustbein entspannt tiefer in Richtung Boden sinken. Diese äußerst kleinen Bewegungen sind von außen kaum sichtbar. Wenn es im Nacken sehr anstrengend oder unangenehm wird, können Sie die Stirn auch ablegen. Halten Sie die Position für 30 bis 40 Sekunden.

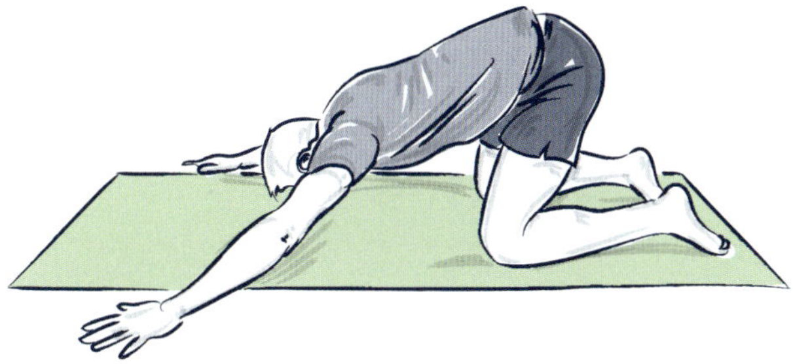

Übung 3: Oberkörper drehen

Beugen Sie in Rückenlage die Beine in der Luft im rechten Winkel. Fällt Ihnen das schwer, können Sie die Beine auch aufgestellt lassen. Die Arme sind seitlich ausgestreckt (1). Lassen Sie nun langsam die Beine zu einer Seite sinken und, wenn das im Nacken beschwerdefrei geht, drehen Sie dabei den Kopf zur Gegenseite (2). Mit der Einatmung kommen Sie wieder zur Mitte zurück, ausatmend drehen Sie sich zur anderen Seite. Die Hände sollten jederzeit Bodenkontakt haben. Wiederholen Sie die Übung 10- bis 12-mal pro Seite.

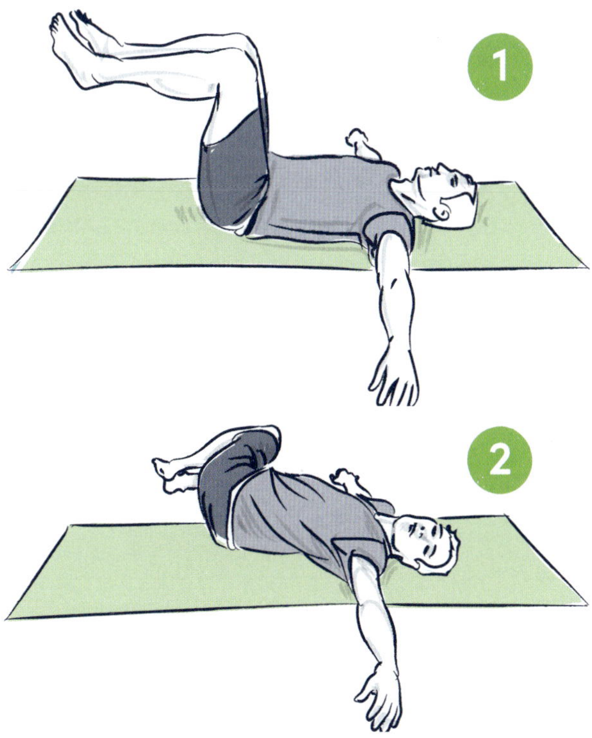

Übung 4: Drehsitz

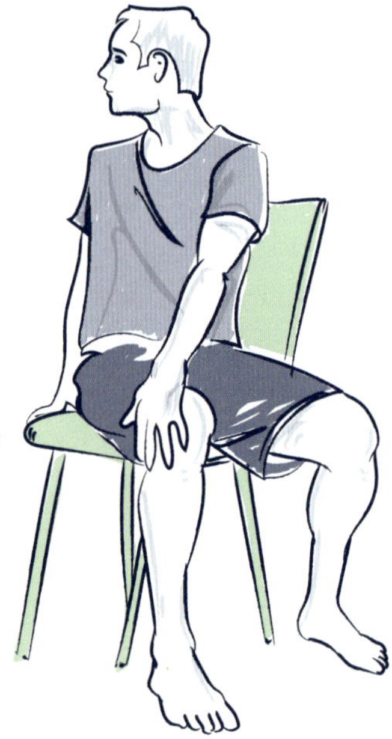

Setzen Sie sich auf einen Stuhl, richten Sie sich im Oberkörper auf und greifen Sie mit einer Hand zur Außenseite des gegenüberliegenden Knies. Die andere Hand greift nach hinten. Drehen Sie sich dann so gut es geht nach hinten. Mit der Hand am Knie korrigieren Sie immer wieder die Aufrichtung. Der Oberkörper sollte keinesfalls rund werden, denn nur so ist eine gute Rotation gewährleistet. Mit der hinteren Hand können Sie die Drehung sukzessive intensivieren.

Halten Sie die Position für 30 bis 60 Sekunden pro Seite.

Übung 5: Rotation im Sitzen

Setzen Sie sich auf eine weiche Unterlage auf den Boden und verschränken Sie die Finger, während Sie gleichzeitig einatmend die Arme gerade nach oben strecken (1). Die Handflächen weisen dabei nach oben. Versuchen Sie, sich maximal aufzurichten, Sie können auch leicht den Kopf anheben. Mit dem Ausatmen bringen Sie Ihre Hände hinter den Kopf und drehen Oberkörper und Kopf zur Seite (2). Achten Sie darauf, dass sich Ihr Oberkörper weiterhin in aufrechter Position befindet, damit Sie die optimale Rotation in der Brustwirbelsäule erfahren können.

Wiederholen Sie die Übung langsam 6- bis 8-mal pro Seite.

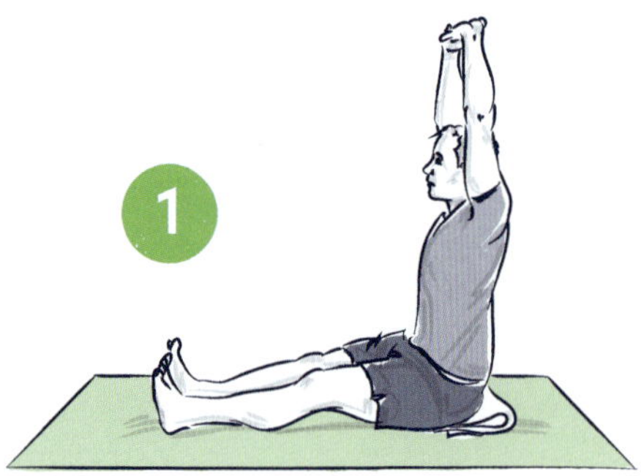

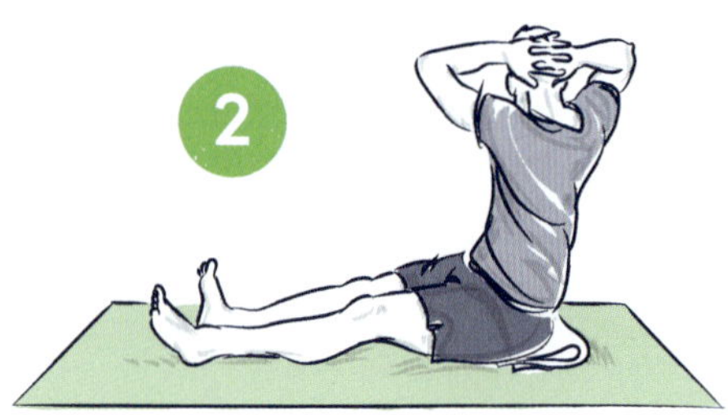

Übung 6: Strecken im Liegen

Strecken Sie in Bauchlage die Arme nach vorn aus und heben Sie mit der Einatmung Kopf und Brustbein an (1). Es kommt weniger auf die Höhe als auf die Länge an, die Sie währenddessen im gesamten Körper erreichen können. Also ziehen Sie ruhig die Hände nach vorn und die Füße nach hinten, während Sie abheben. Mit der Ausatmung legen Sie sich wieder ab (2). Schmerzt es stark im Rücken oder in den Schultern, beugen Sie als Variante die Ellbogen und kommen nicht so weit nach oben (3). Die Übung sollte schmerzfrei ausgeführt werden.

Wiederholen Sie die Übung langsam 3- bis 6-mal.

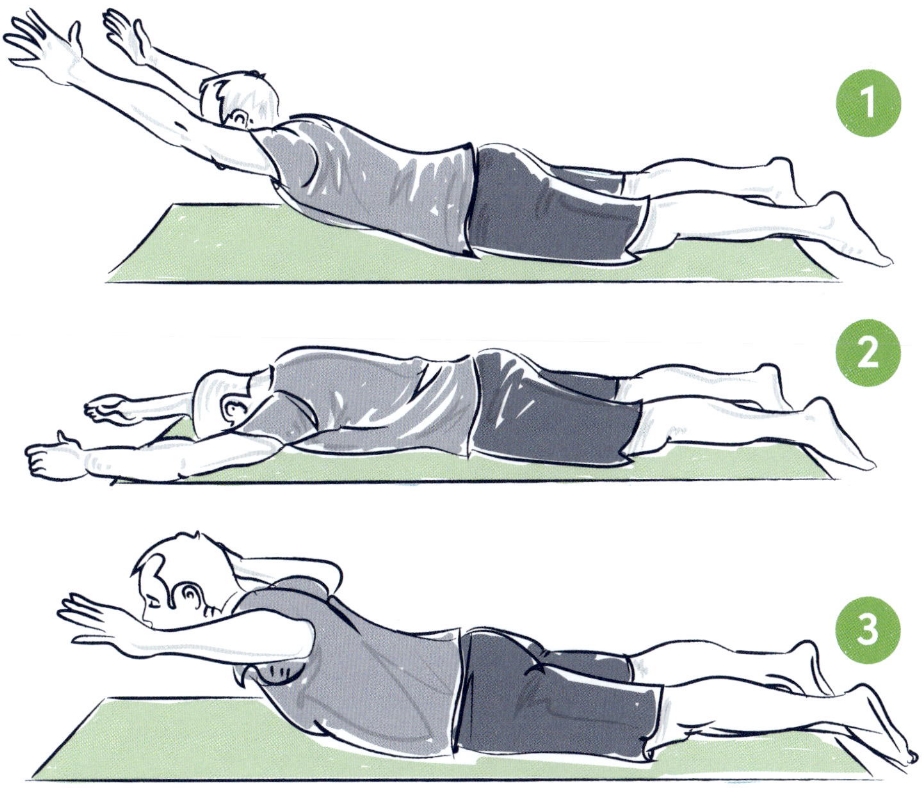

Übungen für ein optimales Zusammenspiel zwischen Rücken und Atmung

Eine interessante Verbindung, die auf den ersten Blick vielleicht nicht offensichtlich ist, zeigt sich zwischen dem oberen Rücken und der Atmung. Bekannterweise befinden sich die Lungenflügel oberhalb des Zwerchfells im Brustkorb; sie dehnen sich mit der Einatmung aus, womit auch der Brustkorb geweitet wird. Bei langsamer und tiefer Einatmung dehnen sich auch Brust- und Zwischenrippenmuskulatur, zwei wichtige Atemhaupt- und -hilfsmuskeln. Wiederum kann eine sehr verspannte muskuläre Situation dort eine tiefe Einatmung erschweren. Hinzu kommt, dass die verlängerte und intensivierte Einatmung die Streckung der Wirbelsäule begünstigt und somit die Aufrichtung im Oberkörper unterstützt. Dies wirkt einem möglichen Rundrücken entgegen und erleichtert dadurch den Atemfluss. In den folgenden Übungen wird die tiefe und lange Einatmung ganz bewusst eingesetzt, damit Sie die optimalen Auswirkungen dieser Atmung auf einen beweglichen oberen Rücken erfahren können. Führen Sie die Übungen langsam und mit Fokus auf die Einatmung aus.

Atmung und oberer Rücken

- Eine tiefe und lange Atmung, insbesondere Einatmung, unterstützt die Mobilisierung der Wirbelsäule, vor allem der bewegungseingeschränkten Brustwirbelsäule, und begünstigt damit die Aufrichtung im Oberkörper.
- Durch eine tiefe Atmung wird die Zwischenrippenmuskulatur gedehnt und das Zwerchfell, der Atemhauptmuskel, stimuliert.
- Durch eine tiefe Atmung werden die Brustmuskeln, die zu den wichtigsten Atemhilfsmuskeln zählen, gedehnt.
- Ein gleichmäßiger, tiefer Atemrhythmus ermöglicht harmonische und gleichmäßige Bewegungen während des Trainings.

Übung 1: Zweistufige Einatmung

Da wir in der folgenden Übung in zwei Etappen einatmen, sollten Sie sich die Atemzüge gut einteilen. Strecken Sie in Rückenlage die Arme nach oben und heben Sie das Becken mit dem Einatmen maximal an (1). Halten Sie den Atem kurz an und atmen Sie dann ein zweites Mal ein. Währenddessen strecken Sie die Arme nun nach hinten (2). Atmen Sie dann in einem Zug aus, bringen Sie die Arme wieder zurück nach vorn und legen Sie sich ab (3).

Wiederholen Sie die Übung langsam 8- bis 10-mal, wobei die erste und die zweite Einatmung in etwa gleich lang sein sollten.

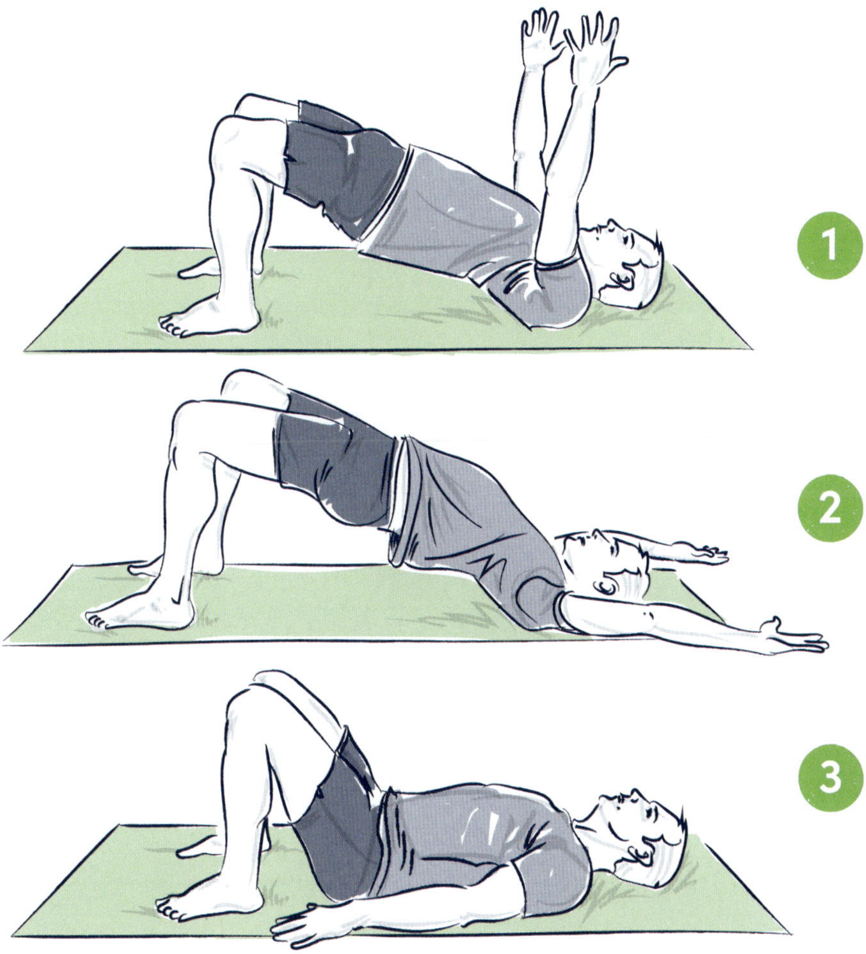

Übung 2: Maximale Aufrichtung im Oberkörper

Stellen Sie sich aufrecht hin. Die Beine sind hüftbreit geöffnet, die Arme befinden sich neben dem Körper. Strecken Sie nun einatmend die Arme gerade nach oben (1). Beim Ausatmen heben Sie die Fersen so weit es geht vom Boden ab (2). Halten Sie sich bei Schwierigkeiten mit der Balance z. B. an einem Stuhl fest. Atmen Sie dann wieder ein und strecken Sie die Arme noch etwas mehr nach hinten (3). Ausatmend kommen Sie wieder in die Ausgangsposition zurück (1).

Wiederholen Sie die Übung langsam 6- bis 8-mal. Der Fokus liegt auf einer langen und tiefen Einatmung.

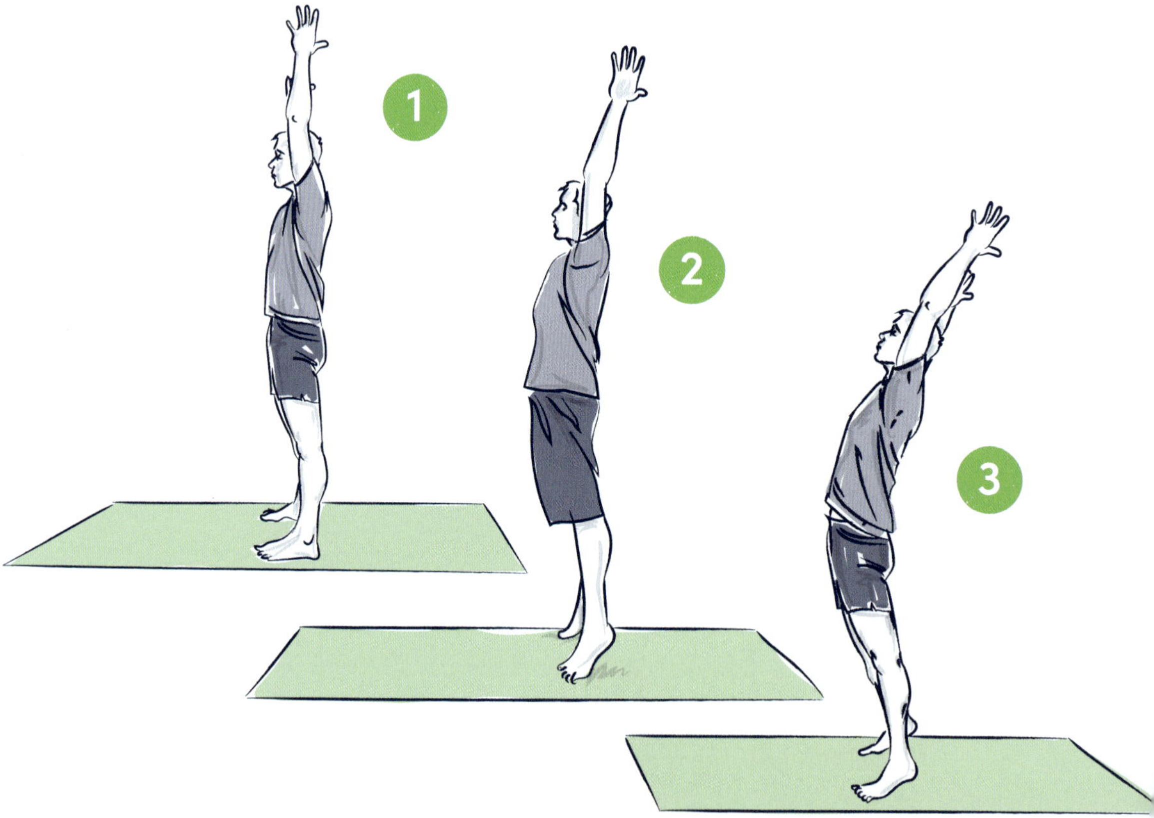

Übung 3: Vertiefung der Einatmung

Setzen Sie sich auf einen Stuhl, richten Sie sich im Oberkörper auf und legen Sie die Hände auf den Oberschenkeln ab. Bringen Sie nun die Aufmerksamkeit zu Ihrer Einatmung und zählen Sie die Einatemzüge mit. Verlängern Sie die Einatmung mit jedem Atemzug um 1 Sekunde, wobei Sie mit 3 Sekunden beginnen. Somit dauert die nächste Einatmung 4 Sekunden, dann 5 Sekunden und so weiter. Sind Sie bei Ihrem persönlichen Limit angelangt, wiederholen Sie die maximale Einatmung noch 5-mal. Auf diese Weise erreichen Sie neben einer Vertiefung der Atmung auch eine Weitung des Brustkorbs und eine verbesserte Aufrichtung des Oberkörpers.

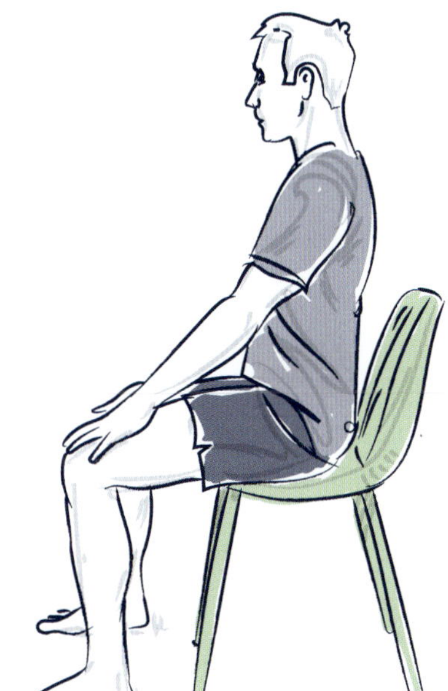

Beweglichkeit und Kraft in Armen und Schultern

Das Schultergelenk ist ein Kugelgelenk mit dem größtmöglichen Bewegungsspielraum eines großen Gelenks in unserem Körper. Da es im Vergleich zum Hüftgelenk mehr durch Muskeln stabilisiert wird, ist bei ihm auch die Kraft ein entscheidender Faktor. Denn nur kräftige Muskeln rund um Schultern und Arme sorgen für eine gesunde Balance von Mobilität einerseits und Stabilität andererseits.

Es gibt eine große Anzahl an verschiedenen Schulterproblemen, die häufig zu Schmerzen führen. Die damit verbundenen Bewegungseinschränkungen erschweren den Alltag der Betroffenen meist stark. Unsere Körperhaltungen tun ihr Übriges, sie sind oft Mit- oder Hauptverursacher der meisten Schulterbeschwerden.

Die wichtigste Muskelkette in der Schulter

Wichtig in diesem Zusammenhang ist die bedeutendste Muskelgruppe in der Schulter, die dafür sorgt, dass das Gelenk stabil geführt wird: die sogenannte Rotatorenmanschette. Sie umschließt den Gelenkkopf des Oberarmknochens, muss davor aber Engen zwischen Schulterblatt und Oberarmkopf (Supraspinatus- und Infraspinatus-Sehne) überwinden bzw. bei bestimmten Bewegungen unterhalb des Schulterdachs durchtreten können (Teres-minor- und Subscapularis-Sehne). Und das kann zu Problemen führen. Denn die meisten Menschen, die an Schulterschmerzen leiden, bekommen das sogenannte Impingement-Syndrom diagnostiziert, bei dem es beim Heben des Arms über Schulterhöhe aufgrund einer Reizung der Sehne unter dem Schulterdach zu Schmerzen kommt. Fälschlicherweise wird in diesen Fällen oft gedehnt oder mobilisiert – dabei bedarf es einer Kräftigung und Stabilisierung der Muskulatur rund um die Schulter, um den zu hoch stehenden Oberarmkopf wieder in seine natürliche Position zurückzubringen (spezielle Übungen dazu finden Sie in meinem Buch *Rücken, Schultern, Nacken – Verspannungen lösen, Beweglichkeit steigern, schmerzfrei werden).*

Übungen für Arme und Schultern

Nun gilt es, die Rotatorenmanschette mit ihren vier Anteilen zu kräftigen. Dafür steht Ihnen der Schulter-Flow (Übung 3, siehe S. 112f.) zur Verfügung, bei dem alle Muskeln dieser wichtigen Kette trainiert und gekräftigt werden. Weitere wichtige Muskeln, die eine bedeutende Rolle für die Stabilität in unserem Schultergelenk spielen, sind der große Brustmuskel, der Bizeps und der Trizeps, die über den Oberarm verlaufen, der Trapezmuskel auf der Rückseite und der größte Schultermuskel, der Deltamuskel, der direkt auf der Schulter liegt. Alle Muskeln werden in den nun vorgestellten drei Übungen stimuliert und gekräftigt. Eine regelmäßige Kräftigungsroutine für Arme und Schultern verringert das Risiko von Verletzungen und Schmerzen in diesem Bereich. Und das Gute daran ist: Dafür müssen Sie keine Gewichte stemmen oder Mitglied in einem Fitnesscenter werden – oft sind es kleine Dinge, die zum großen Erfolg führen.

Da für das Gelenk jedoch auch die Mobilität ein entscheidender Faktor ist, sind Übungen zur Erhaltung oder Verbesserung des Bewegungsspektrums der Schulter anzuraten. Denn im Alltag bewegen die meisten Menschen die Arme sehr selten über Schulterhöhe – denken wir dabei nur an die mittlerweile stundenlange Nutzung von Handys und Computern.

Letztendlich macht es wie immer die gute Mischung aus. Fühlen Sie sich gefordert, aber trotzdem wohl beim Ausführen der Übungen. Ein noch angenehmer Dehnungsschmerz bei den Mobilitätsbewegungen ist erwünscht, jeglicher unangenehmer Schmerz ein Stopp-Zeichen, das der Abklärung der Ursachen bedarf.

Übung 1: Armkraft sanft, aber effektiv

Begeben Sie sich zunächst in den Vierfüßlerstand (1) und verlagern Sie anschließend einatmend langsam das Gewicht nach vorn (2). Achten Sie darauf, dass die Ellbogen nicht nach außen driften – sie können bei der Bewegung nach vorn leicht gebeugt werden. Dies ist eine relativ kleine, aber sehr effektive Bewegung. Beim Ausatmen kommen Sie wieder in die Ausgangsposition des Vierfüßlerstands zurück (1).

Wiederholen Sie die Übung langsam 8- bis 10-mal.

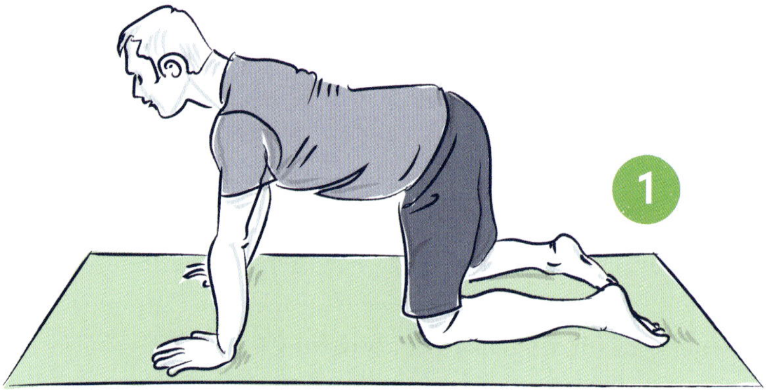

1

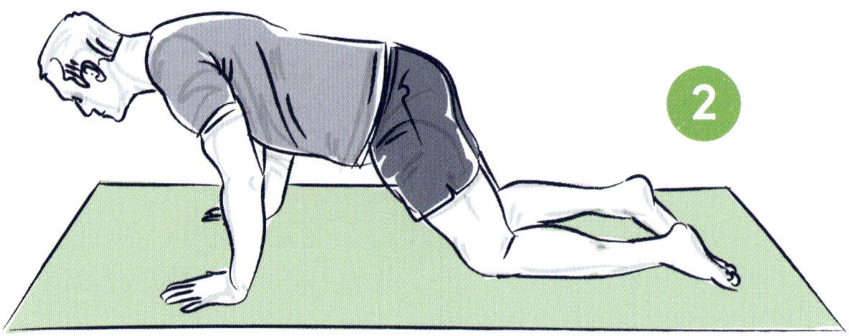

2

Übung 2: Seitliche Drehung mit kräftigen Armen

Begeben Sie sich in den Vierfüßlerstand und stellen Sie einen Fuß schräg nach hinten auf. Die Fußsohle liegt dabei fest am Boden auf (1). Mit der Einatmung drehen Sie sich dann zur Seite des aufgestellten Fußes, heben den Arm und strecken ihn in Richtung Decke (2). Dabei können Sie den Kopf mitdrehen, müssen das aber nicht. Achten Sie darauf, dass vor allem der untere Arm stabil und gestreckt bleibt. Bei Schwierigkeiten mit der Balance führen Sie die Übung vor einer Wand durch.

Wiederholen Sie die Übung langsam 6- bis 8-mal pro Seite.

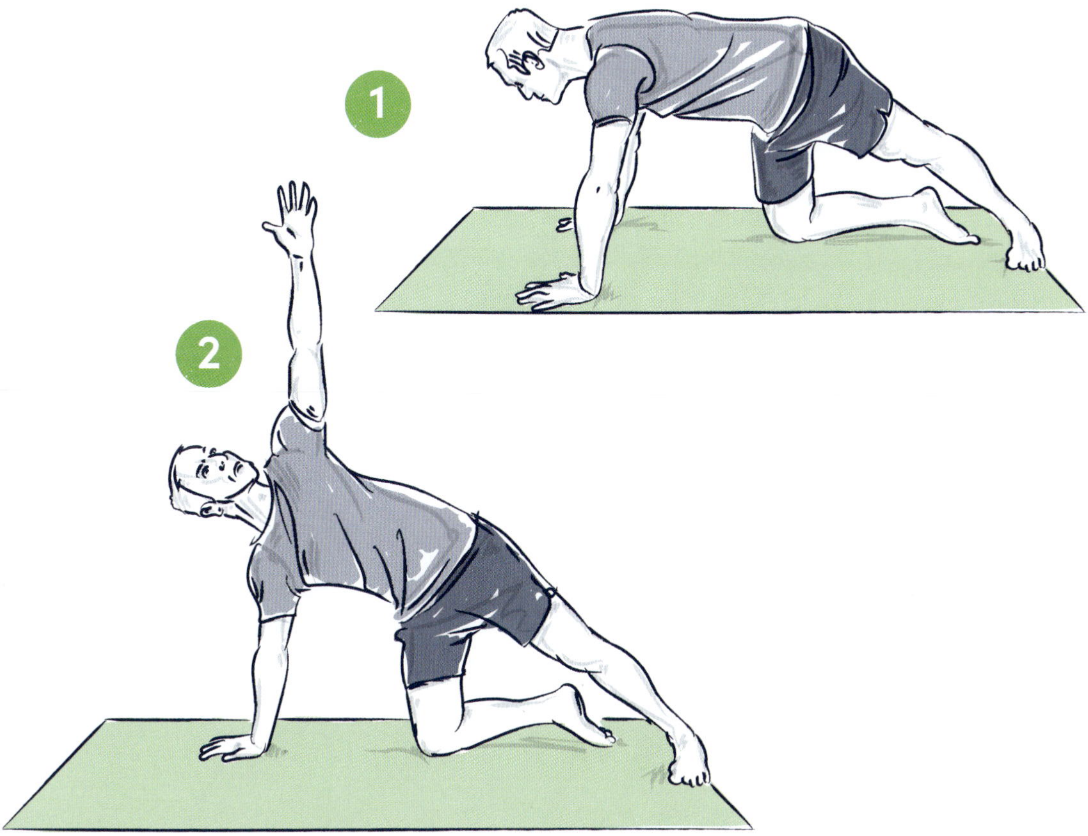

Übung 3: Schulter-Flow

Dies ist eine der effektivsten Kräftigungsübungen für die wichtigsten Muskeln der Schulter. Wir arbeiten hier jeweils mit 3 Sekunden Gegendruck.

Schritt 1: Stellen Sie sich aufrecht hin, die Füße sind hüftbreit auseinander. Legen Sie die Handinnenflächen auf Brusthöhe aufeinander und erzeugen Sie für 3 Sekunden Druck, indem Sie die Handflächen mit maximaler Kraft gegeneinanderpressen. Bringen Sie nun die Hände vor Ihrer Brust etwas nach unten und erzeugen Sie wieder Druck für 3 Sekunden. Dann bewegen Sie die Hände zurück zur Ausgangsposition und erzeugen wiederum für 3 Sekunden Druck.

Schritt 2: Nun öffnen Sie die Hände und drücken die Fingerspitzen für jeweils 3 Sekunden der Reihe nach kräftig gegeneinander: kleine Finger, Ringfinger, Mittelfinger, Zeigefinger, Daumen – wie eine Spinne.

Wiederholen Sie nun Schritt 1: Die Hände befinden sich wieder in der Ausgangsposition, und Sie erzeugen Druck.

Wiederholen Sie nun Schritt 2: Sie legen die Fingerspitzen aneinander und erzeugen Druck.

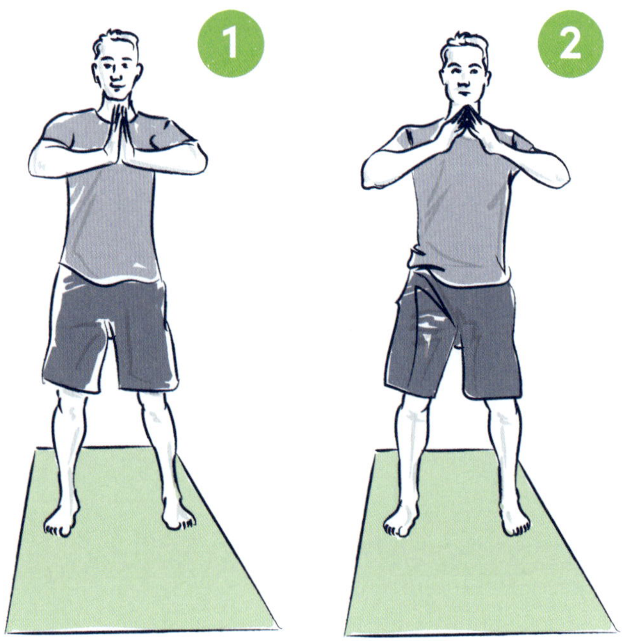

Schritt 3: Bringen Sie die Hände und Unterarme auf Brusthöhe zueinander und pressen Sie sie für 3 Sekunden aneinander.

Schritt 4: Drehen Sie die Unterarme nach außen, sodass die Handrücken aufeinanderliegen, und pressen Sie Hände und Unterarme für 3 Sekunden aneinander.

Schritt 5: Drehen Sie nun die Unterarme nach innen, sodass die Handrücken nach außen zeigen. Die Hände sollten hier möglichst geöffnet sein. Drücken Sie dann die Unterarme für 3 Sekunden aneinander.

Wiederholen Sie Schritt 3: Bringen Sie die Hände und Unterarme auf Brusthöhe zueinander und pressen Sie sie für 3 Sekunden aneinander.

Wiederholen Sie dann Schritt 1: Legen Sie die Handinnenflächen auf Brusthöhe aufeinander und erzeugen Sie für 3 Sekunden Druck, indem Sie die Handflächen mit maximaler Kraft gegeneinanderpressen. Bringen Sie nun die Hände vor Ihrer Brust etwas nach unten und erzeugen Sie wieder für 3 Sekunden Druck. Bewegen Sie die Hände dann zurück zur Ausgangsposition und drücken Sie wiederum 3 Sekunden lang.

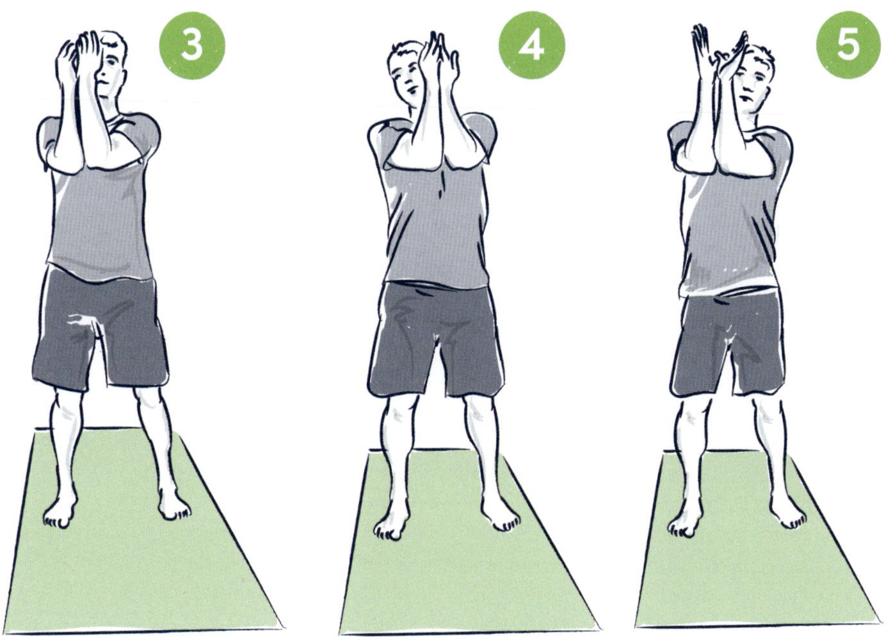

Übung 4: Schulterinnenrotation im Vierfüßler

Eine wichtige Bewegung, die bei Schmerzen oder Einschränkungen meist als Erstes nicht mehr gut geht, ist die Innenrotation im Schultergelenk. Diese macht man im Alltag selten, weswegen es auch oft lange dauert, bis man merkt, dass hier ein Problem entstehen kann.

Kommen Sie bei dieser Mobilitätsübung in den Vierfüßlerstand und greifen Sie mit einer Hand hinter dem Rücken in Richtung gegenüberliegendes Schulterblatt. Bringen Sie dabei die Hand so weit wie möglich nach oben. Schmerzen sollten dabei jedoch keine entstehen. Nun atmen Sie dabei ein (1) und kommen langsam ausatmend mit dem Gesäß in Richtung Fersen (2).

Wiederholen Sie die Übung langsam 8- bis 10-mal pro Seite.

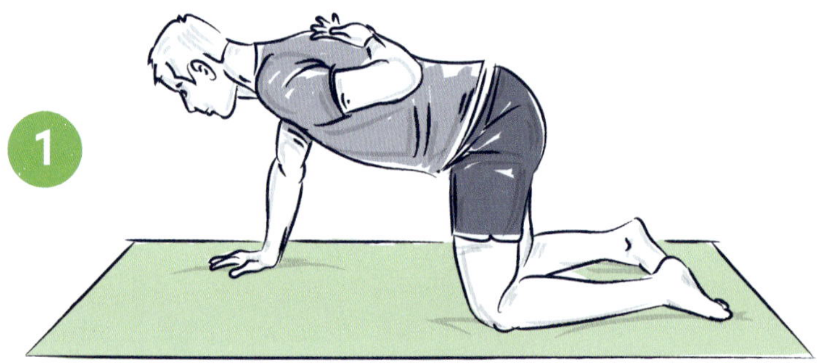

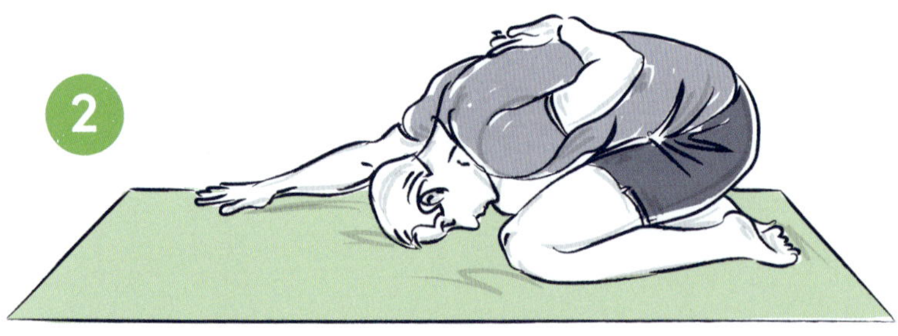

Übung 5: Schulter dehnen an Stuhllehne oder Fensterbrett

Stützen Sie sich bei dieser Mobilitätsübung mit den Händen an einer Stuhllehne ab, alternativ ginge es auch auf einem Tisch oder einem Fensterbrett. Optimal wäre ein Widerstand auf halber Höhe. Mit hüftbreit geöffneten Beinen beugen Sie dann die Hüften im rechten Winkel. Die Knie können dabei ebenfalls leicht gebeugt sein, die Arme sind im 45-Grad-Winkel wie ein V geöffnet. Lassen Sie nun den Oberkörper entspannt sinken – so entsteht eine Dehnung in Armen und Schultern.

Halten Sie die Position für 30 bis 40 Sekunden.

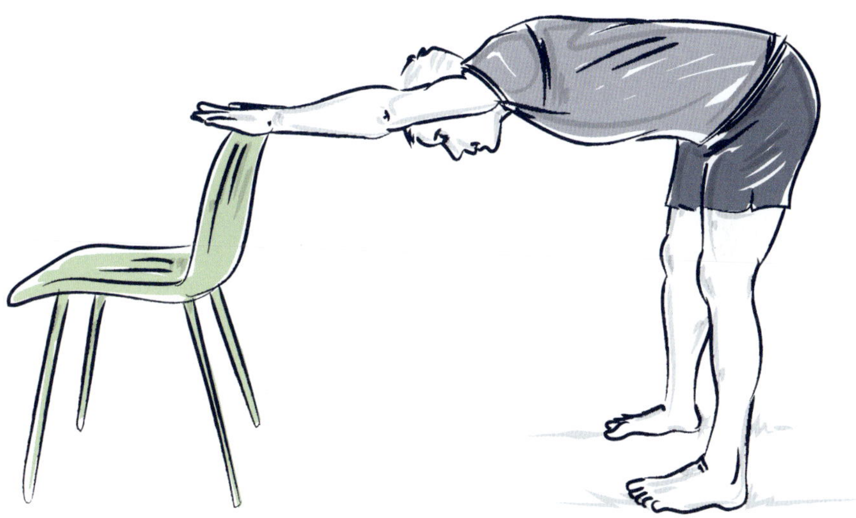

Übung 6: Schultern öffnen

Stellen Sie sich für diese Mobilitätsübung aufrecht hin, die Füße sind hüftbreit auseinander. Führen Sie die Arme nach vorn und verschränken Sie die Finger. Alternativ können Sie auch z. B. ein Handtuch als Verbindungsstück verwenden. Beim Einatmen strecken Sie die Arme nach oben und drehen die Handinnenflächen ebenso nach oben (1). Beim Ausatmen greifen Sie nun die Hände hinter Ihrem Rücken zusammen und bringen wieder die Finger ineinander oder verwenden das Handtuch (2). Strecken Sie sich nun einatmend nach hinten und drücken Sie dabei auch die Hände nach hinten und unten (3). Ausatmend beugen Sie sich nach vorn (4).

Wiederholen Sie die Übungssequenz langsam 6-mal. Am Ende halten Sie die Vorbeuge für etwa 20 bis 30 Sekunden.

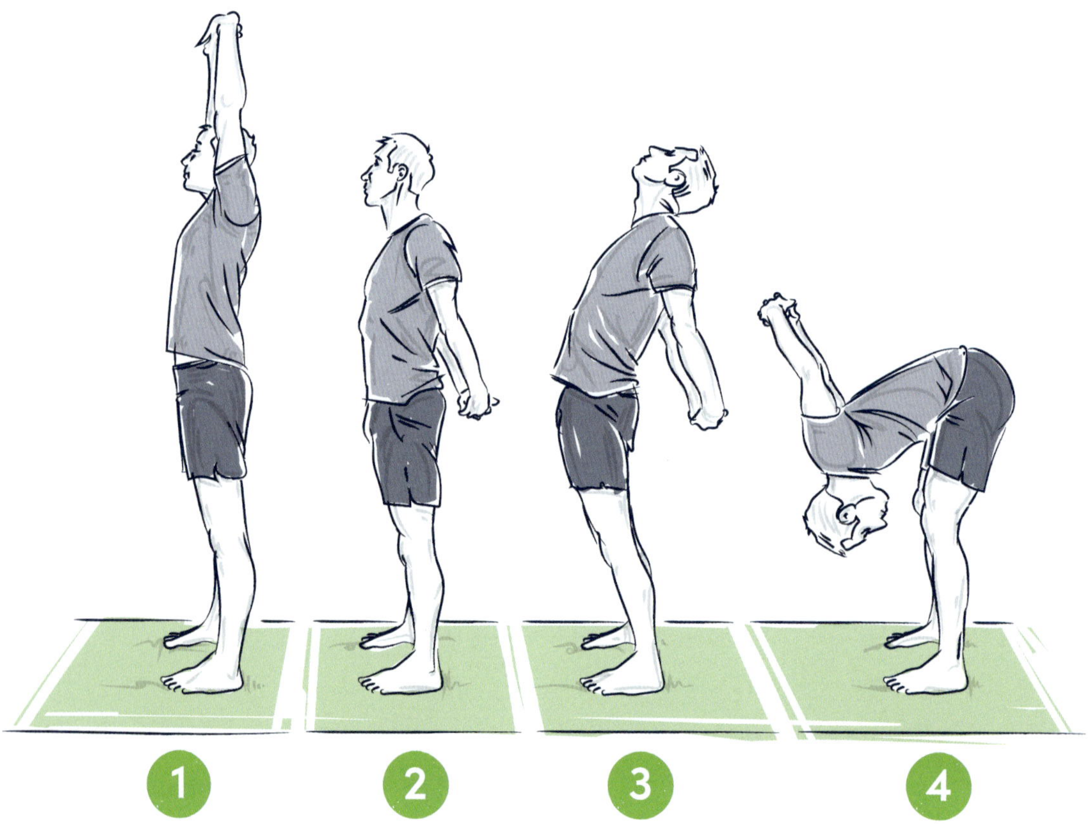

Beweglicher und schmerzfreier Nacken

Kopfschmerzen gehören zu den häufigsten Beschwerden überhaupt. Etwa 90 Prozent von über 300 verschiedenen Kopfschmerzarten macht allein der sogenannte Spannungskopfschmerz aus. Und wie der Name bereits sagt, handelt es sich hierbei um übermäßige Spannung im Bereich Nacken und Hinterkopf. Da viele Muskeln zum Hinterkopf nach oben ziehen und vor allem diese bei den meisten Menschen unter Spannung stehen, ist diese Zahl nicht verwunderlich. Unausgeglichenes Sitzen, stundenlange Schreibtischarbeit, einseitige Kopfhaltungen, schiefe Liege- und Schlafpositionen, wenig abwechslungsreiche Bewegungen – all das führt zu übermäßiger Spannung, die sich irgendwann in Form von Schmerz entladen muss, am einfachsten entlang der muskulären und faszialen Ketten, also nach oben in den Nacken und Kopf. Ebenfalls weitverbreitet ist die Migräne, die nicht selten aus einem Spannungskopfschmerz heraus entsteht.

Aber auch mit Schwindel kämpfen viele Menschen. Dafür gibt es zahlreiche Ursachen, die mit den Ohren, dem Blutdruck oder neurologischen Gründen zu tun haben können. Eine der häufigsten Ursachen jedoch sind Abnutzungen in der Halswirbelsäule (HWS).

Auf ungefähr jedem zweiten Röntgenbild der HWS sehe ich eine Streckfehlhaltung. Das bedeutet, dass die natürliche Lordose, die Krümmung nach vorn, verloren gegangen ist. All das lässt sich oft in Verbindung mit einer erhöhten muskulären und faszialen Spannung im Schulter-Nacken-Bereich bringen, zudem nimmt die Beweglichkeit der HWS mit dem Älterwerden ab. Was viele im Alltag nicht massiv einschränkt, kann aber ein Problem für die Nerven und Gefäße, die die HWS durchwandern, werden. Denn in dieser fragilen Region mit ihren ohnehin schon sehr kleinen Wirbelkörpern im Vergleich zur Brustwirbel- und vor allem Lendenwirbelsäule erhöht sich der Druck auf die Bandscheiben, Nerven und Gefäße enorm.

Bei Handy und Computer bleibt der Kopf meist völlig bewegungslos und wird kaum noch genutzt. Was für die Augen nicht gut ist, ist auch für den Kopf schlecht, denn diese Bewegungslosigkeit führt dazu, dass wir die eigentlich vorhandenen Bewegungsradien kaum oder gar nicht mehr nutzen und den Abbauprozess der HWS beschleunigen. Wenn Bewegungen nicht mehr durchgeführt werden, werden diese in Zukunft so auch nicht mehr durchführbar sein.

Tipps für Schultern und Nacken

Das ist für Ihren Schulter-Nacken-Bereich ungünstig:

- Fehlhaltungsmuster wie das Hochziehen der Schultern oder das Stauchen des Nackens
- Intensive Kraftübungen in dieser Region, wenn diese unter starker Spannung steht
- Einseitiger Einsatz von Arm oder Schulter ohne Ausgleichsbewegungen
- Langes Sitzen, das sowohl Spannung als auch Schwäche in diesem Bereich erzeugt

Das sollten Sie Ihrem Schulter-Nacken-Bereich zuliebe befolgen:

- Abwechslungsreiche Bewegungen, vor allem dann, wenn Sie viel sitzende oder einseitige Tätigkeiten ausüben
- Mobilisations- und Dehnübungen im schmerzhaften und verspannten Zustand
- Intensive Kräftigungsübungen nur im schmerzfreien Zustand
- Ausstrahlungen von Spannung in den Kopf oder in die Arme beobachten, um weitergeleitete Schmerzen frühzeitig eindämmen zu können

Übungen für den Nacken

Um den Nacken schmerzfrei zu halten, benötigen wir eine Spannungslösung der Muskulatur, die nach oben in den Hinterkopf zieht. Auf diese Weise erzielen wir auch eine Mobilisationsverbesserung für die Halswirbelsäule und den Nacken.

Übung 1: Nacken schräg dehnen

Mit einer Hand bilden Sie im Sitzen eine Faust. Diese dient dazu, dass sich die Schulter nicht hebt und Sie gefühlt ein leichtes Gewicht nach unten neben sich hängen haben. Mit der anderen Hand greifen Sie über den Kopf zur gegenüberliegenden Seite des Hinterkopfes und beugen diesen schräg nach vorn in Richtung Knie. Am Anfang liegt die Hand nur auf, sukzessive können Sie einen leichten Zug damit ausüben, um die Dehnung zu intensivieren. Das Dehnungsgefühl zwischen Schulterblatt und Wirbelsäule unterhalb des Nackens sollte zu jeder Zeit noch angenehm sein.

Halten Sie die Position für 30 bis 60 Sekunden pro Seite.

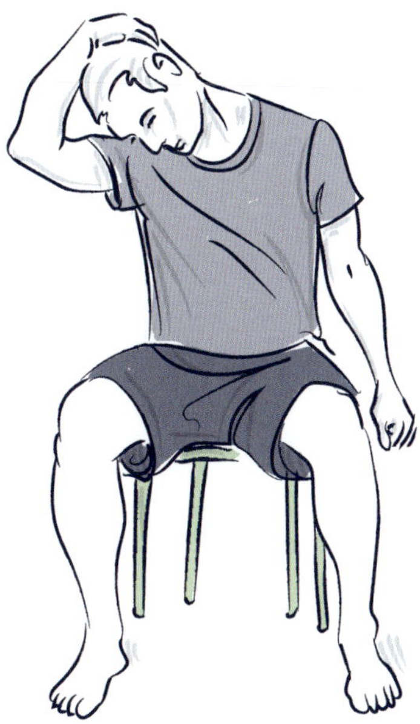

Übung 2: Mobilisation des Nackens

Setzen Sie sich aufrecht auf einen Stuhl (1). Die nächsten Bewegungen führen Sie ohne Hilfe der Arme langsam mit dem Kopf aus. Kommt es währenddessen zu einem unangenehmen Schmerz, brechen Sie die Übung ab. Zuerst drehen Sie den Kopf nach rechts und beugen ihn in Richtung Schlüsselbein (2). Vielleicht können Sie es berühren. Dabei heben Sie nicht die Schulter an. Die Bewegung kommt nur aus dem Kopf. Nun kommen Sie zurück in die Ausgangsposition und drehen anschließend den Kopf nach links. Beugen Sie ihn wieder in Richtung Schlüsselbein (3). Danach kommen Sie wieder zur Mitte zurück und beugen dann langsam den Kopf nach vorn in Richtung Brustbein (4). Vielleicht können Sie es sogar berühren. Kommen Sie schließlich wieder in die Ausgangsposition zurück (1).

Wiederholen Sie den Zyklus 6-mal.

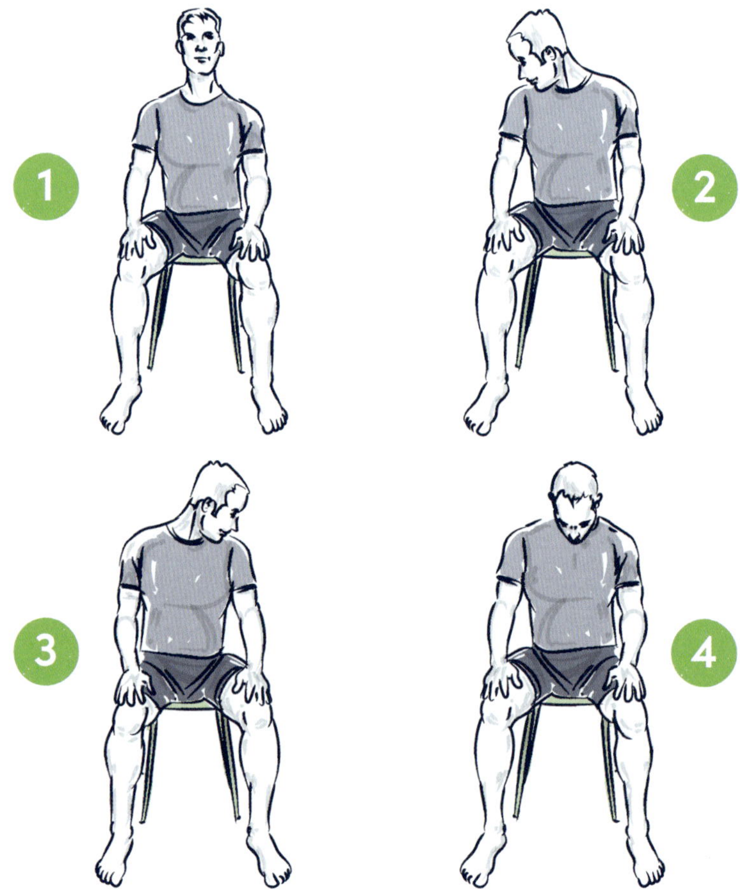

Übung 3: Nacken im Liegen mobilisieren

Stellen Sie im Liegen die Beine auf und strecken Sie den rechten Arm einatmend gerade nach hinten. Der Kopf befindet sich in der Mitte (1). Während des Ausatmens bewegen Sie den Arm wieder zurück nach vorn und drehen gleichzeitig den Kopf nach links zur Gegenseite (2). Der Kopf sollte dabei nicht vom Boden abheben.

Wiederholen Sie die Übung auf der einen Seite 8-mal und anschließend auf der anderen Seite 8-mal.

1

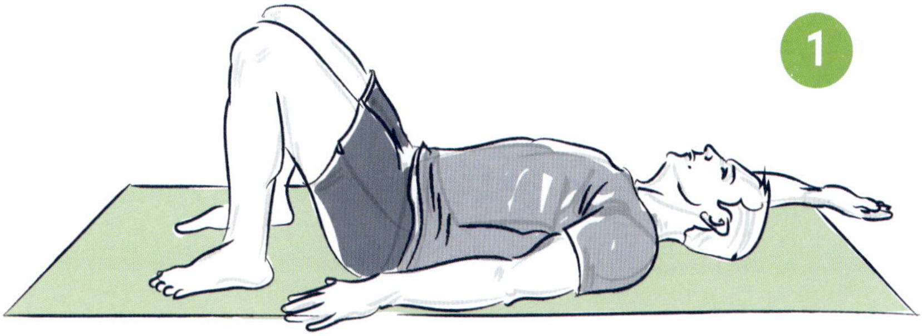

2

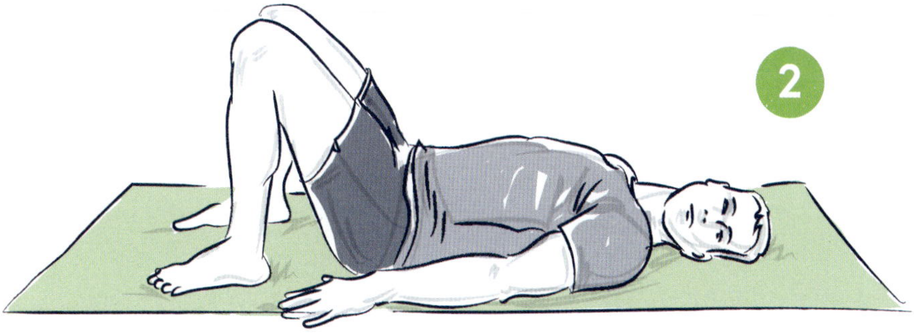

SCHMERZFREIE ARME, HÄNDE UND FINGER

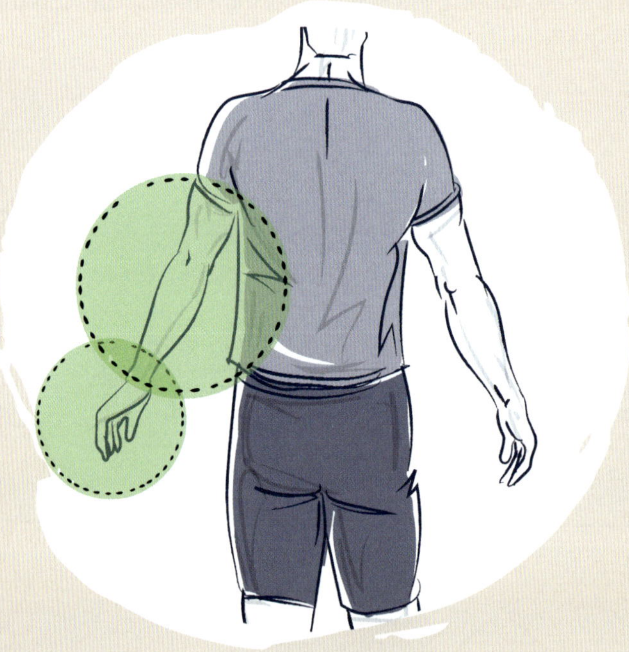

Arme, Hände und Finger stellen für unseren alltäglichen Ablauf eine Selbstverständlichkeit dar. Erst wenn es dort zu Problemen oder Schmerzen kommt, erkennen wir die Bedeutung dieser feinen Werkzeuge für unser Leben. Mit den Übungen im folgenden Kapitel bleiben Ihnen Kraft und Beweglichkeit dieser Extremitäten erhalten.

Arme, Hände, Finger – immer mehr von Beschwerden betroffen

Speziell das Handgelenk leistet in unserem Alltag viel und wird deshalb auch häufig überlastet. Nicht selten werden dann Diagnosen wie etwa ein Karpaltunnelsyndrom gestellt, bei dem ein wichtiger Nerv komprimiert wird und dies zu Schmerzen, Kribbeln und auch Kraftverlust in der Hand und vor allem in den ersten drei Fingern führen kann. Infolge einer andauernden Überbelastung des Handgelenks kann es zudem zu einer Sehnenscheidenentzündung kommen: Das betroffene Handgelenk schmerzt, weil sich die Sehnenscheide entzündet hat oder die Sehne zumindest ausgesprochen druckempfindlich ist. Schmerzen kann auch der sogenannte Schnappfinger verursachen, bei dem dieser wie gelähmt in einer Position verbleibt, weil seine Sehne eingeklemmt ist. Das führt dann oft zu einer Schnappbewegung, bei der der Finger ruckartig in die Streckung zurückgebracht wird.

Darüber hinaus können gutartige knotige Veränderungen in der Hand auftreten. Passiert dies an den Sehnen in der Handinnenfläche, verkürzen diese sich, sodass der betroffene Finger nur mehr schwer zu strecken ist. Dieses Krankheitsbild nennt man Morbus Dupuytren. Kommt es zu Knoten, die mit Gewebsflüssigkeit gefüllt sind und an Hand- sowie Fingergelenken auftreten, spricht man von einem Ganglion. Dieses macht nur Beschwerden, wenn es auf eine Struktur wie z. B. einen Nerv drückt. In den meisten Fällen verschwindet es von selbst wieder.

Neue und alte Diagnosen

Neben einer Reihe von Krankheitsbildern, die durch Verletzungen der Unterarm-, Hand- oder Fingerknochen oder der Bänder in diesem Bereich entstehen können, sehen wir uns mittlerweile mit modernen Diagnosen konfrontiert, die es erst einzuordnen gilt. Die Haltung der Arme und Hände am Laptop oder Computer, früher noch stärker unterstützt durch eine Computermaus, führt zu wiederholten einseitigen Belastungen. Der sogenannte Mausarm, auch RSI-Syndrom (Repetitive-Strain-Injury-Syndrom) genannt, zeichnet sich durch ein vielfältiges Beschwerdebild aus, bei dem man nachvollziehen kann, welch große Auswirkungen eine einseitige Fehlbelastung haben kann. Denn neben der Hand sind nicht selten auch gleich Unterarm, Oberarm, Schulter und Nacken auf dieser Seite von Schmerzen, aber auch Missempfindungen wie Kribbeln oder Taubheitsgefühl betroffen. Und auch der Daumen erfährt in der modernen Welt eine Neuausrichtung. Der intensive Gebrauch des Handys führt dazu, dass sich der Daumen permanent in einer Beugestellung befindet. Versuchen Sie einmal, den Daumen nach langer Nutzung und viel Tippen zu überstrecken. Sie werden merken, dass die Verkürzung deutlich spürbar ist. Dieser sogenannte SMS- oder Handy-Daumen führt konsequenterweise zur Abnutzung im Gelenk und zur Arthrose. Die häufigste Arthroseform im Bereich der Hand ist die Rhizarthrose, bei der das Daumensattelgelenk betroffen ist. Die Häufigkeit des Auftretens liegt in der Gesamtbevölkerung bei zehn Prozent, Tendenz stark steigend. Sie nimmt mit dem Alter leider jedoch deutlich zu, wobei Frauen über 50 Jahren 10- bis 15-mal häufiger daran leiden als Männer.

Die Fingerarthrose betrifft meist ein bestimmtes Fingergelenk, sie tritt verstärkt schon ab dem 40. Lebensjahr auf. Vor allem Frauen während der Wechseljahre und danach sind von Fingerarthrosen betroffen. Durch das ständige Beugen der Finger und Handgelenke verkürzt sich das Muskel- und Fasziengewebe rund um das Handgelenk und den Unterarm. Es kommt zu einer Disbalance zwischen Strecker- und Beugermuskeln. Besonders eindrucksvoll präsentiert sich dies bei bekannteren Beschwerdebildern wie dem Tennis- oder Golferarm, auch Tennis- oder Golferellbogen genannt, die interessanterweise meist eben nicht bei Tennis- oder Golfspielern auftreten.

Tennisellbogen – die Folge eintöniger Bewegungen

Beim Tennisellbogen oder -arm kommt es zu einer Entzündungsreaktion im äußeren Ellbogen- und Unterarmbereich, manchmal auch im Oberarm. Zugrunde liegt eine erhöhte Spannung der Muskeln und Faszien im umliegenden Gewebe. Zu einem Tennisellbogen kann es bei vielen monotonen Bewegungsabläufen kommen, etwa bei Druckbelastungen beim Radfahren, bei viel Schreibarbeit am Computer, beim Klavierspielen, beim Kellnern oder manchmal eben auch beim Tennisspielen. Wirken diese einseitigen Druck- und Zugbelastungen dauerhaft auf Faszien und Muskeln ein, ist eine Reizung der Sehnen die unweigerliche Folge. Diese führt mittelfristig zu Entzündungen und Schmerzen an genau dieser Stelle. In den Übungen (siehe S. 129 und 130) geht es nun darum, die übermäßige Spannung in den Muskel- und Fasziensträngen, die direkt mit dem Ellbogen verbunden sind, zu reduzieren.

Golferellbogen – Schmerzen an der Arminnenseite

Im Gegensatz zum Tennisellbogen befindet sich der Schmerz beim Golferellbogen oder -arm an der Innenseite des Arms, genauer: am inneren Knochenvorsprung des Ellbogens. Das Beschwerdebild betrifft sehr häufig Menschen, die bestimmten Belastungen ausgesetzt sind, darunter etwa wiederholte Schraubbewegungen mit der Hand oder Tragen und Heben von schweren Lasten. Auch bei Wurfsportlern und eben manchmal Golfspielern kann es zum Golferellbogen kommen.

Die Arbeit am Laptop kann diese Schmerzen ebenfalls provozieren, da hier permanent das Handgelenk gebeugt wird, insbesondere beim Tippen oder bei der Arbeit mit der Maus. In der Folge verkürzen die Beugermuskeln, und das Problem verlagert sich in den Ellbogen, wo Reizung entsteht. Wie beim Tennisellbogen folgen Entzündung und somit Schmerz. Für die Übungen (siehe S. 131) ist es entscheidend, genau dort anzusetzen, wo das ursächliche Problem liegt: in der verkürzten Beugermuskulatur und im spröden Fasziengewebe um die Beugermuskulatur herum.

Übungen für Arme, Hände und Finger

Die folgenden Übungen für die Handgelenke und die Finger sowie bei Beschwerden wie dem Tennis- oder Golferellbogen dienen hauptsächlich der Mobilisation, da eine Kräftigung der betroffenen Regionen den Schmerz nur verstärken würde.

Übung 1: Dehnung des Daumens

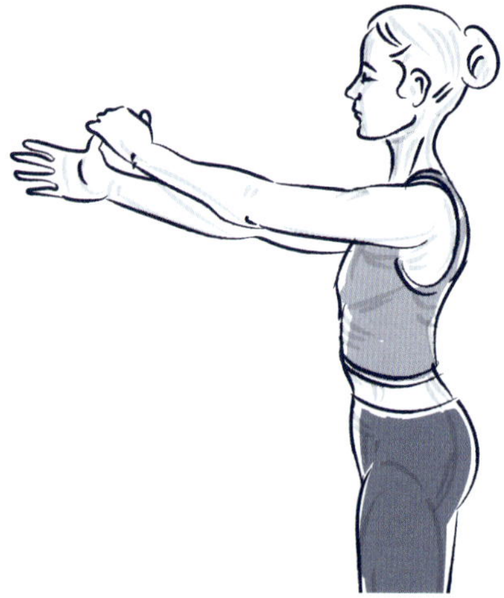

Diese Mobilisationsübung eignet sich für alle, die durch den intensiven Gebrauch des Handys am sogenannten SMS-Daumen leiden (siehe S. 124).

Umgreifen Sie den betroffenen Daumen und überstrecken Sie ihn sanft. Die Dehnung sollte spürbar sein, die Bewegung jedoch nicht übertrieben werden.

Halten Sie diese Position für 30 Sekunden pro Daumen. Sie können die Übung mehrmals am Tag ausführen.

Übung 2: Dehnung arthrotischer Finger

Diese Übung sowie die Übungen 3 (S. 127) und 4 (S. 128) eignen sich für alle, die an Arthrose in den Fingern leiden.

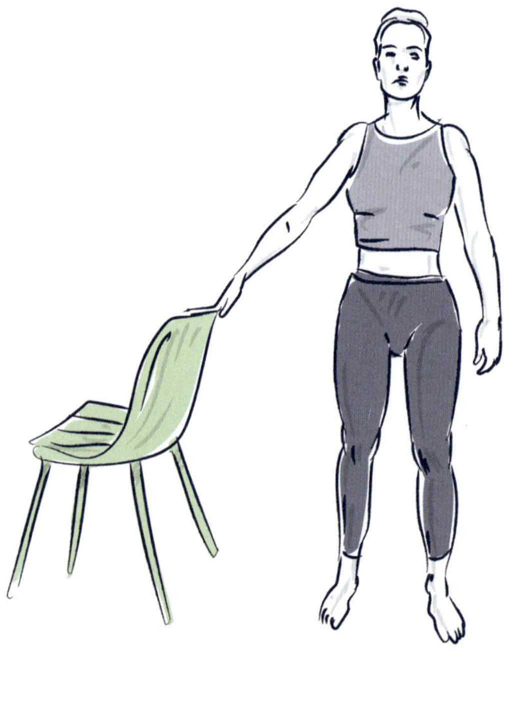

Stützen Sie die Fingerspitzen ohne den Daumen auf einem Tisch oder einer Stuhllehne ab. Die Dehnung in der gesamten Länge der Finger sollte nun spürbar sein. Dabei können Sie den Druck besonders auf den oder die Finger mit der Arthrose legen, etwa den Zeige- und/oder den Mittelfinger.

Halten Sie die Dehnung für 30 Sekunden.

Übung 3: Dehnung der Streckermuskeln und arthrotischen Finger

Auch diese Übung eignet sich speziell bei Fingerarthrose.

Schritt 1: Strecken Sie den betroffenen Arm gerade nach vorn aus und greifen Sie mit der anderen Hand von oben etwa zur Mitte des Unterarms. Die betroffene Hand befindet sich in einer noch lockeren Ausgangsposition (1a). Bilden Sie mit dieser Hand eine Faust und beugen Sie sie so gut es geht nach unten. Achten Sie dabei darauf, dass der Arm weiterhin gestreckt ist, und erzeugen Sie mit der oberen Hand einen Zug zu sich heran (1b). Nun sollte eine Dehnung an der oberen Muskulatur zu spüren sein.

Wiederholen Sie die Übung 8- bis 10-mal. Am Ende bleiben Sie für 20 bis 30 Sekunden in der Dehnung.

1a

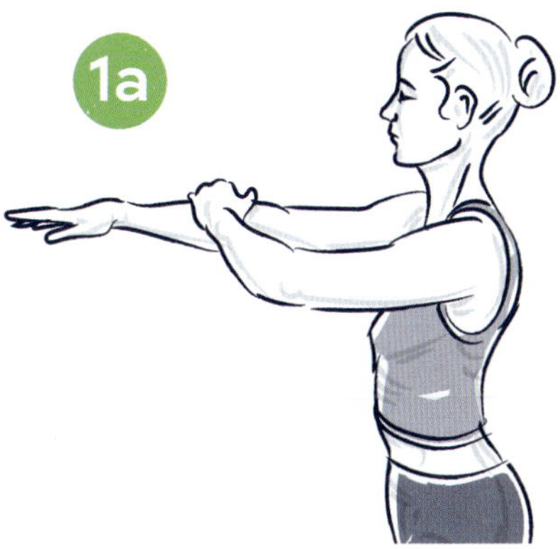

1b

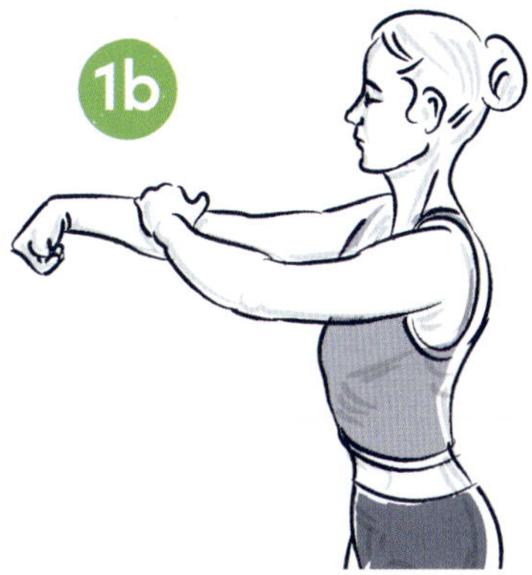

2

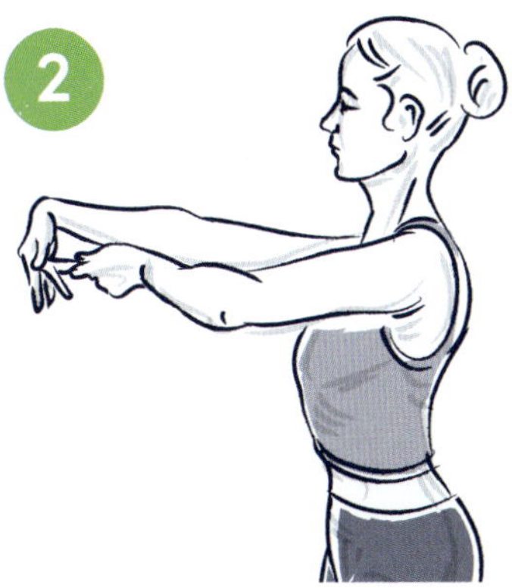

Schritt 2: Greifen Sie nun mit der nicht betroffenen Hand zu den von Arthrose betroffenen Fingern und verstärken Sie dort die Beugebewegung für 20 bis 30 Sekunden.

Übung 4: Dehnung der Beugermuskeln im Arm bei Fingerarthrose

Auch diese Übung eignet sich speziell bei Fingerarthrose.

Strecken Sie den betroffenen Arm gerade nach vorn aus und greifen Sie mit der anderen Hand von unten etwa zur Mitte des Unterarms. Die betroffene Hand bildet eine Faust (1). Heben Sie anschließend die Hand nach oben an und fächern Sie die Finger so gut es geht auf. Dabei achten Sie auf einen weiterhin gestreckten Arm und ziehen gleichzeitig mit der anderen Hand den Arm von unten zu sich heran (2). Nun sollte eine Dehnung an der unteren Muskulatur zu spüren sein.

Wiederholen Sie die Übung 8- bis 10-mal. Am Ende bleiben Sie für 20 bis 30 Sekunden in der Dehnung.

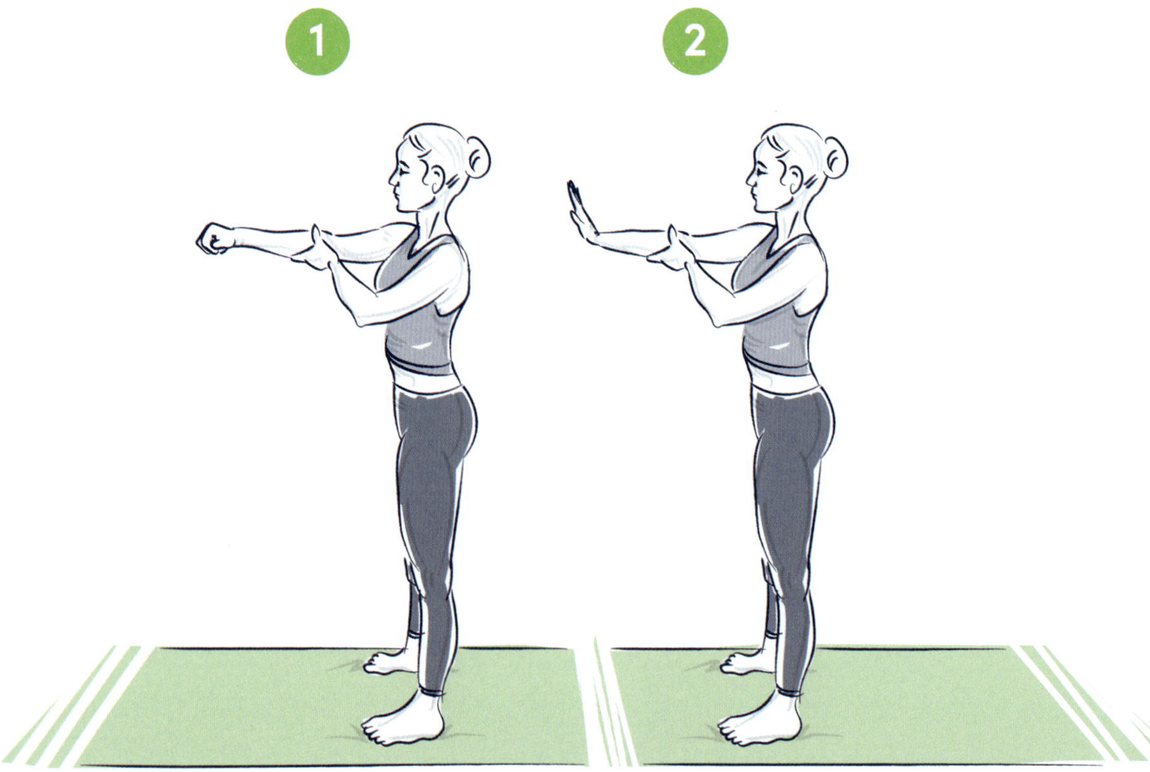

Übung 5: Dehnung der Streckermuskeln am Handgelenk bei Tennisellbogen

Wenn Sie diese Mobilisationsübung beim Beschwerdebild Tennisellbogen – eine weitere Übung dazu finden Sie auf Seite 130 – täglich ausführen, wird sie Ihnen dabei helfen, die Reizreaktion im Ellbogen zu reduzieren, da die gesamte Spannung der Unterarmmuskeln nachlässt. Das bedeutet auf längere Sicht Schmerzreduktion – wobei es beim Ellbogen allerdings wichtig ist, etwas Geduld zu haben. An dieser Stelle sind deutliche Verbesserungen in den meisten Fällen nicht sofort ersichtlich.

Strecken Sie den rechten Arm gerade nach vorn aus und lassen Sie die Finger nach unten zeigen; der Handrücken weist nach außen. Jetzt werden die Handgelenkstrecker gedehnt. Mit der anderen Hand drücken Sie gegen die Finger und verstärken so die Dehnung. Halten Sie diese Position für 1 bis 2 Minuten. Wichtig bei dieser Übung ist, dass der rechte Arm jederzeit gestreckt bleibt, Sie erzeugen sogar einen leichten Zug nach vorn.

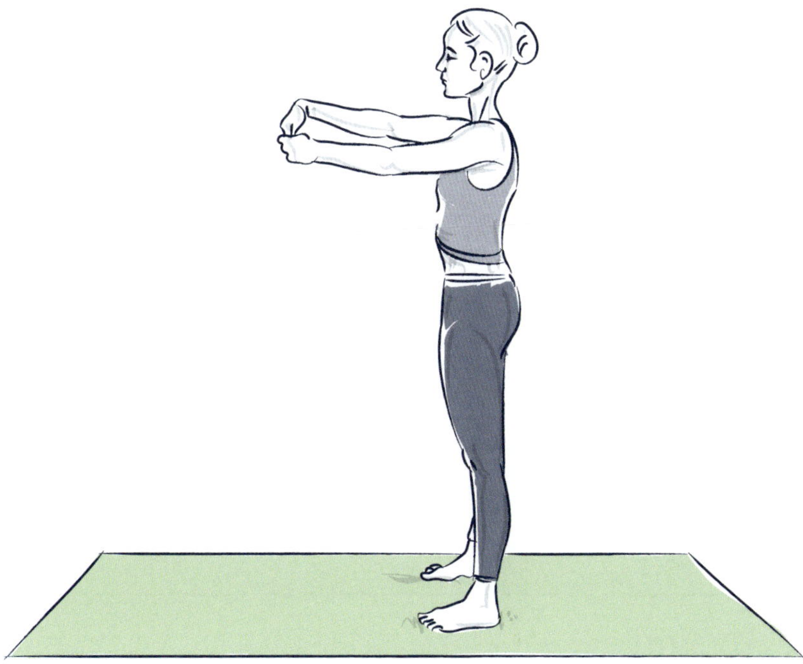

Übung 6: Ausstreichen des Tennisellbogens

Strecken Sie den betroffenen Arm, der Handrücken zeigt nach oben. Greifen Sie mit dem Daumen der anderen Hand von oben an den Beginn der schmerzenden Bahn. Streichen Sie dann mit festem Druck langsam nach unten, bis der Schmerz nachlässt. Wichtig dabei ist, dass Sie einen Druck wählen, bei dem Sie die schmerzende Bahn gut spüren, dieser allerdings noch erträglich ist. Ebenso wichtig ist die Geschwindigkeit. Machen Sie es wirklich langsam. Für einen Durchgang sollten Sie mindestens 10 Sekunden benötigen.

Wiederholen Sie das Ausstreichen 3-mal.

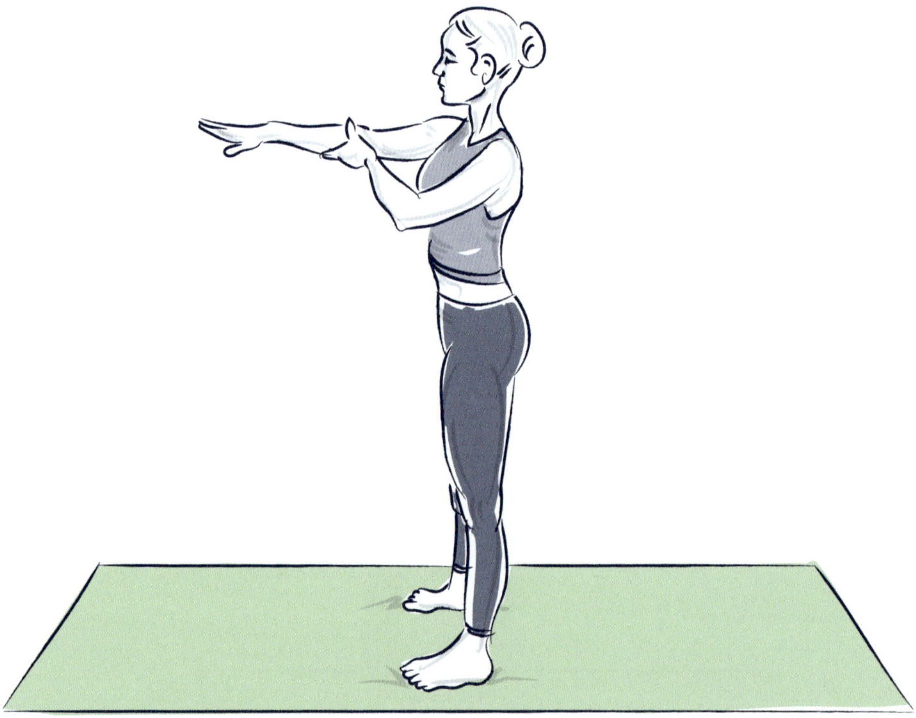

Übung 7: Dehnung der Handgelenkbeugermuskeln bei Golferellbogen

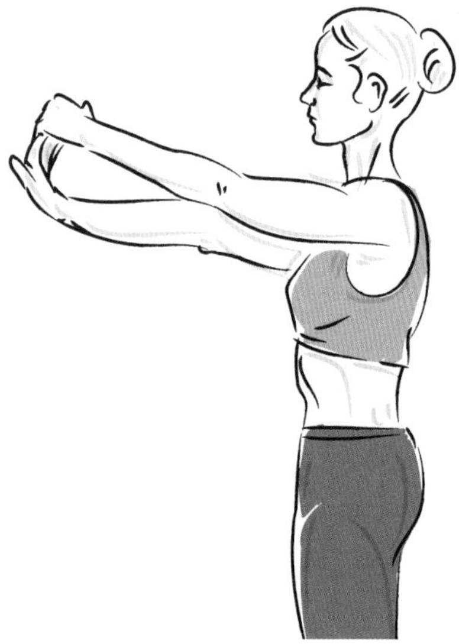

Um die Handgelenkbeuger bei dieser Mobilisationsübung beim Beschwerdebild Golferellbogen – eine weitere Übung dazu finden Sie unten – zu dehnen, strecken Sie den betroffenen Arm auf Schulterhöhe nach vorn aus, die Finger zeigen zur Decke. Greifen Sie nun mit der anderen Hand die ausgestreckten Finger und ziehen Sie sie zu sich heran.

Halten Sie diese Position für 1 bis 2 Minuten. Wichtig bei dieser Übung ist, dass der betroffene Arm stets gestreckt bleibt.

Übung 8: Ausstreichen des Golferellbogens

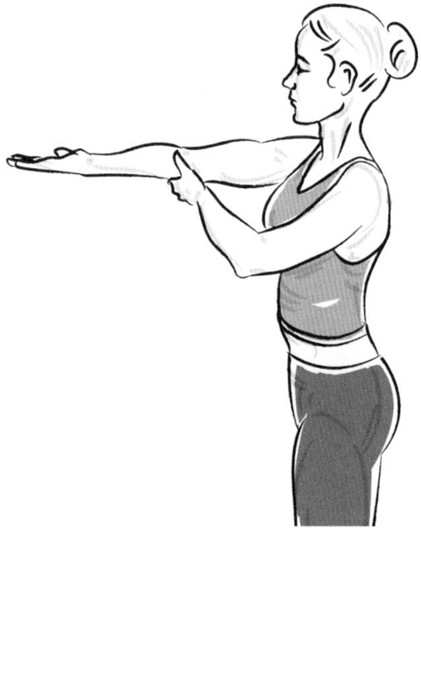

Strecken Sie den betroffenen Arm nach vorn aus, die Handinnenfläche zeigt nach oben. Greifen Sie nun mit dem Daumen der anderen Hand von oben an den Beginn der schmerzenden Bahn auf der Innenseite des Ellbogens. Streichen Sie mit festem Druck langsam nach unten, bis der Schmerz nachlässt. Wichtig dabei ist, dass Sie einen Druck wählen, bei dem Sie die schmerzende Bahn gut spüren, dieser allerdings noch erträglich ist. Ebenso wichtig ist die Geschwindigkeit: Für einen Durchgang sollten Sie mindestens 10 Sekunden benötigen.

Wiederholen Sie das Ausstreichen 3-mal.

QUICK BODY FIX

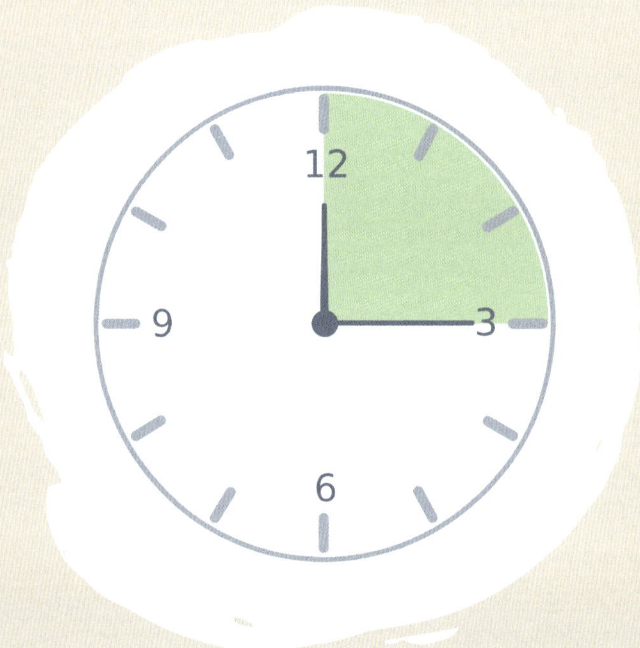

Oft kommt ein Problem nicht allein. Vielleicht kennen Sie das auch: Die Hüften fühlen sich verspannt und unangenehm an, die ersten Schritte nach dem Aufstehen schmerzen. Mit Bewegung wird dann vieles zwar besser, aber ganz verschwinden die Beschwerden nicht. Ob man will oder nicht, unbewusst nimmt man Schonhaltungen ein und belastet die Beine plötzlich etwas anders. Und dann beginnt es woanders zu zwicken. Doch dagegen können Sie etwas tun!

Das 15-Minuten-Programm für den ganzen Körper

Eine der sinnvollsten Maßnahmen, die Sie ergreifen können, besteht darin, im Alltag immer wieder kleine Übungsprogramme einzubauen, die den gesamten Bewegungsapparat positiv beeinflussen. Und was jetzt nach einem anstrengenden, einstündigen Work-out klingt, können Sie auch mit fünf Übungen in 15 Minuten absolvieren – damit haben Sie die wichtigsten Regionen, die großen Gelenke sowie Muskel- und Fasziengruppen, bearbeitet und trainiert.

Dehnung und Kräftigung

Mit dem Quick-Body-Fix-Programm habe ich für Sie eine Übungsroutine in fünf Teilen zusammengestellt, bei der Sie Ihren Körper einmal von oben nach unten, also gewissermaßen von Kopf bis Fuß, trainieren können und die eine gute Mischung aus Mobilisations- und Dehnübungen einerseits sowie Kräftigungskomponenten andererseits bietet.

Sind Sie derzeit schmerzfrei oder haben nur kleinere Beschwerden wie die auf Seite 132 beschriebenen? Dann ist der Quick Body Fix mindestens einmal in der Woche das ideale Programm, um alle Bereiche des Körpers anzusprechen. Bei akuten Beschwerden suchen Sie sich die Übung aus der betroffenen Region aus. In vielen Fällen hilft schon eine Übung. Wenn dies noch zu wenig ist oder Sie mehr Übungen machen möchten, wechseln Sie zum Programm für die entsprechende Region.

Übung 1: Sprunggelenk mobilisieren im Stand

Stützen Sie sich mit den Händen an einer Wand ab und bringen Sie einen Fuß vor den anderen, wobei das vordere Bein gebeugt ist und das hintere in der Ausgangsposition gestreckt wird (1). Beugen Sie nun das hintere Knie und damit auch das hintere Sprunggelenk (2). Das hintere Knie sollte dabei in einer geraden Linie nach vorn bewegt werden, und der hintere Fuß sollte keine Ausgleichsbewegungen durchführen. Die Ferse bleibt unverändert am Boden.

Wiederholen Sie die Übung 8- bis 10-mal pro Seite.

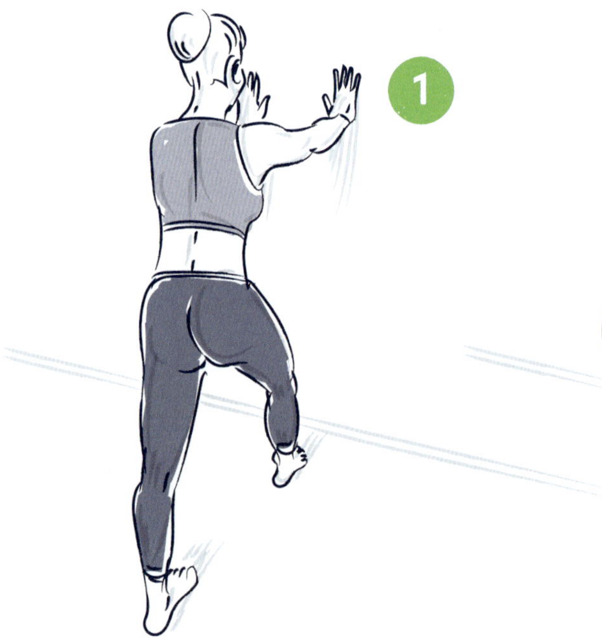

1

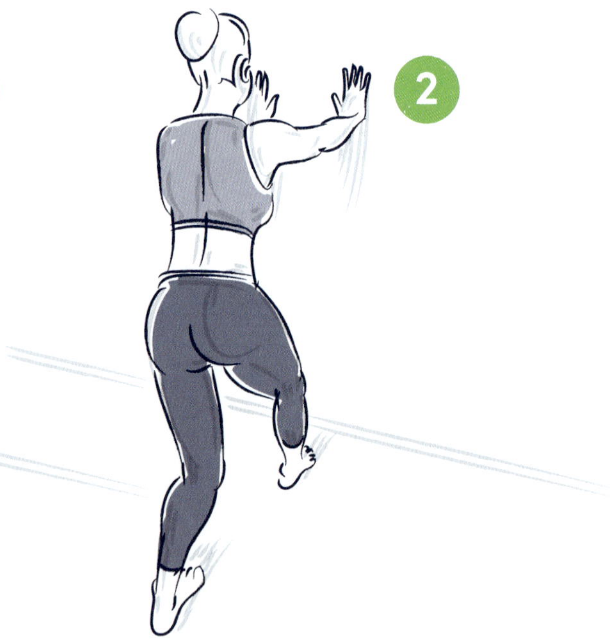

2

Übung 2: Knie kräftigen und dehnen

Stellen Sie sich aufrecht hin und machen Sie einen Ausfallschritt. Dabei sind beide Beine gestreckt; Sie können das vordere Bein aber auch leicht beugen, sollte die Dehnung bei gestrecktem Bein zu intensiv sein. Bei Schwierigkeiten mit der Balance können Sie sich mit einer Hand z. B. an einem Stuhl festhalten. Greifen Sie nun mit der anderen Hand oder beiden Händen zum Schienbein des vorderen Beins und achten Sie dabei auf eine horizontale Ausrichtung des Oberkörpers (1). Dabei atmen Sie ein. Beim Ausatmen gehen Sie mit dem Oberkörper so gut es geht nach unten, wobei das vordere Knie weiterhin leicht gebeugt ist (2).

Wiederholen Sie die Übung 6- bis 8-mal pro Seite. Am Ende jeder Seite halten Sie die Dehnung (2) für jeweils 30 bis 40 Sekunden.

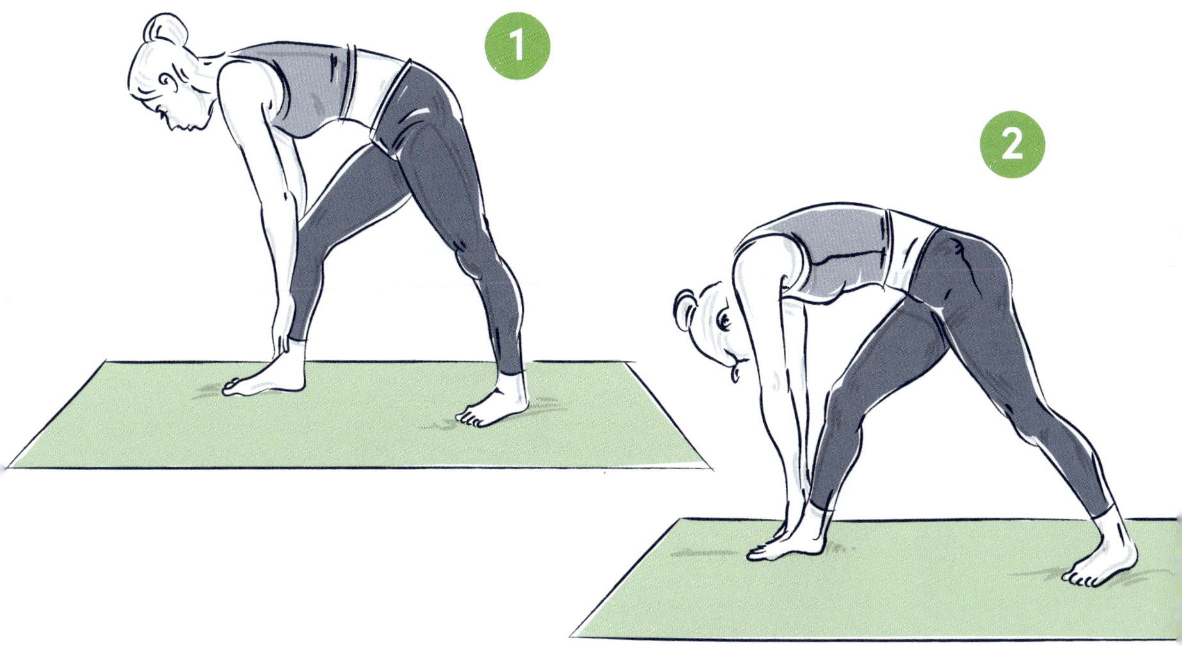

Übung 3: Hüftbeuger entspannen

Gehen Sie in den Kniestand und stellen Sie ein Bein auf. Unter das Knie des anderen Beins können Sie bei Bedarf eine weiche Unterlage legen. Strecken Sie einatmend die Arme gerade nach oben und richten Sie sich dabei maximal auf, indem Sie bewusst Ihr Brustbein anheben (1). Ausatmend bringen Sie die Hände hinter den Kopf und achten dabei auf einen weiterhin aufrechten Oberkörper. Verlagern Sie nun Ihr Gewicht leicht nach vorn, ohne dabei die Aufrichtung einzubüßen (2). Machen Sie keinen Rundrücken und kontrollieren Sie Ihre Haltung wenn möglich in einem Spiegel. Nun sollte eine Dehnung im Hüftbeuger an der Vorderseite des hinteren Beins deutlich spürbar sein.

Halten Sie die Position für 30 Sekunden pro Seite.

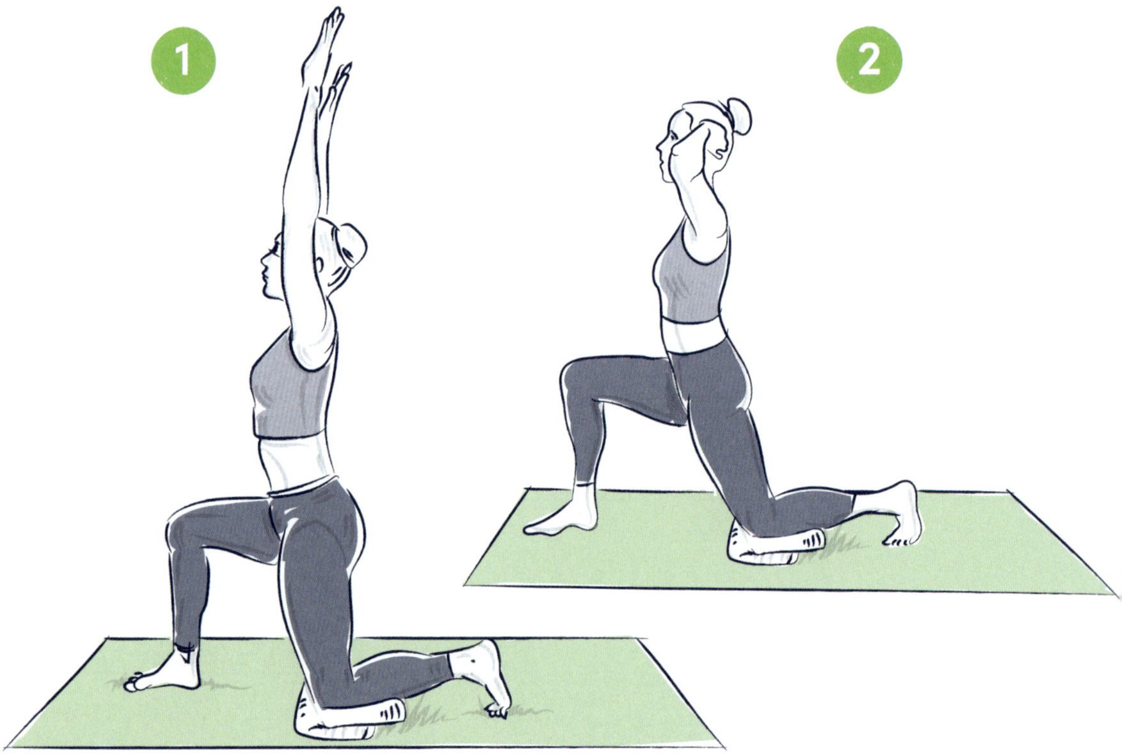

Übung 4: Gesamte Wirbelsäule mobilisieren

Stellen Sie sich aufrecht hin, die Füße sind hüftbreit auseinander. Strecken Sie die Arme schulterbreit nach oben und atmen Sie dabei ein. Beim Ausatmen beugen Sie sich zu einer Seite (1). Einatmend kommen Sie wieder zurück und strecken sich möglichst nach oben aus. Ausatmend beugen Sie sich nun zur anderen Seite (2). Einatmend machen Sie dann eine leichte Rückbeuge (3). Kommen Sie anschließend mit leicht gebeugten Knien so weit es geht langsam nach vorn unten, während Sie ausatmen. Greifen Sie dabei zu den Beinen oder, wenn Sie sehr beweglich sind, zum Boden (4). Kommen Sie einatmend wieder langsam zurück nach oben und strecken Sie die Arme. Führen Sie diese Mobilisationsübung für die gesamte Wirbelsäule langsam und stets mit leicht gebeugten Beinen in der Vorbeuge aus.

Wiederholen Sie die Übung langsam 6- bis 8-mal.

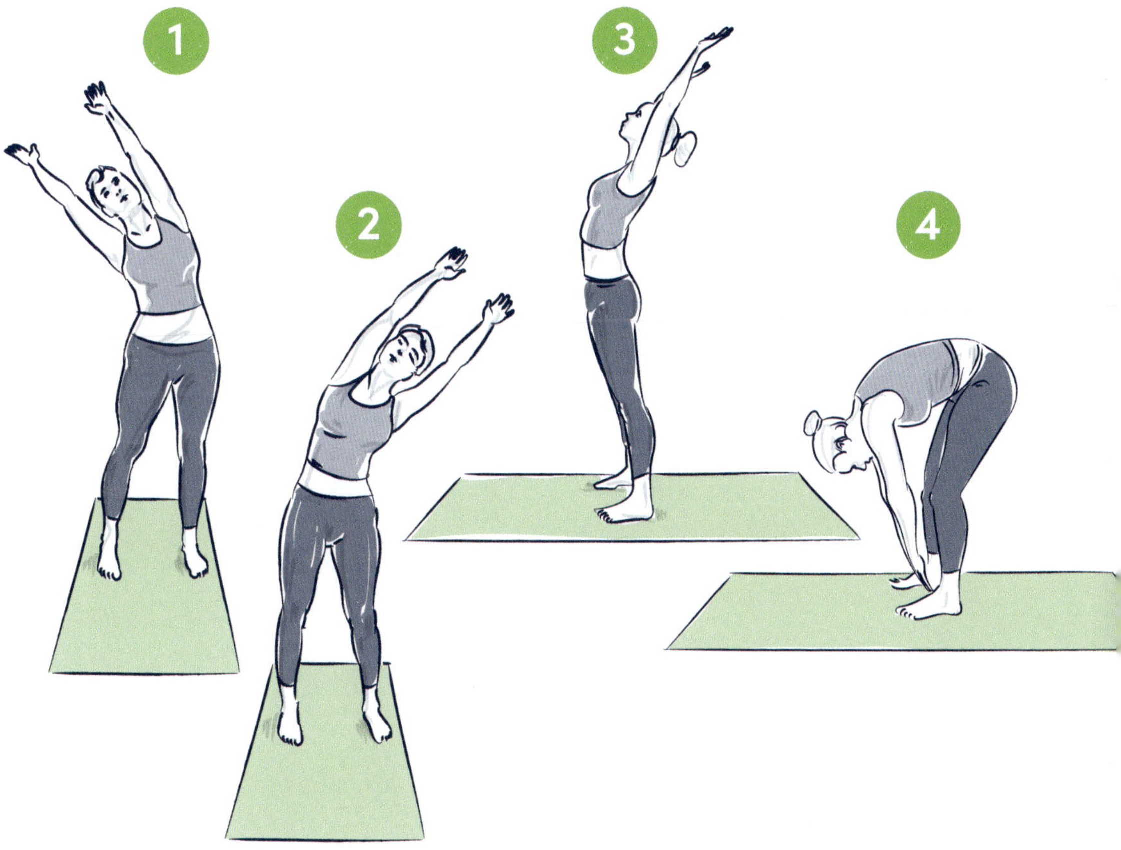

Übung 5: Nackenspannungen lösen

Mit einer Hand bilden Sie im Sitzen eine Faust. Diese dient dazu, dass sich die Schulter nicht hebt und Sie gefühlt ein leichtes Gewicht nach unten neben sich hängen haben. Mit der anderen Hand greifen Sie über den Kopf zur gegenüberliegenden Seite des Kopfes und beugen ihn zur Seite. Am Anfang liegt die Hand nur auf, sukzessive können Sie einen leichten Zug damit ausüben, um die Dehnung zu intensivieren. Das Dehnungsgefühl zwischen Schulter und Nacken sollte zu jeder Zeit noch angenehm sein.

Halten Sie die Position für 30 bis 40 Sekunden pro Seite.

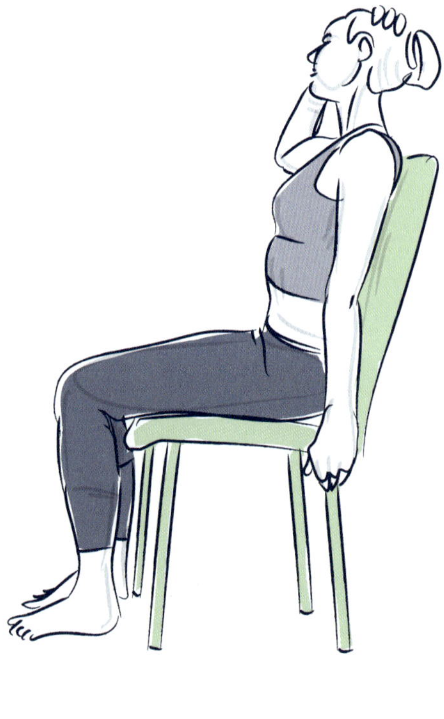

KRAFT UND BALANCE

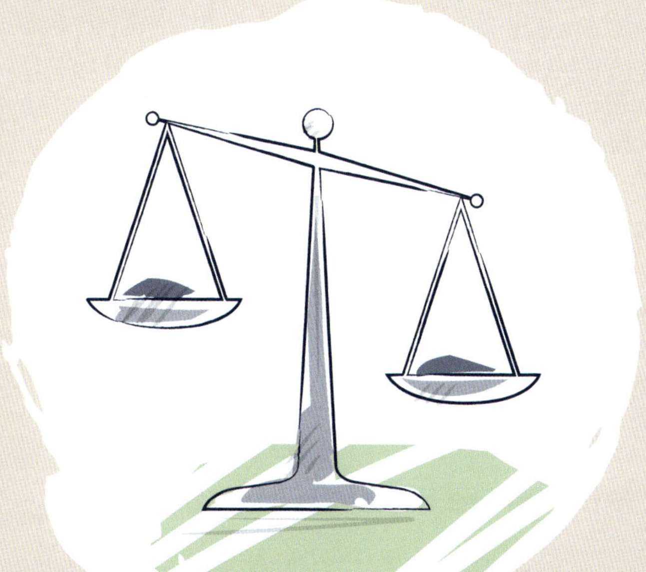

Für ein gutes Gleichgewichtsgefühl und damit Sicherheit sowohl im Stand als auch beim Gehen brauchen wir eine stabile, kräftige Muskulatur. Leider lässt die Muskelkraft mit zunehmendem Alter nach, was sich eben auch auf unsere Balance auswirkt. Mit den Übungen in diesem Kapitel können Sie dieser Entwicklung entgegenwirken.

Übungen für einen gesunden und kräftigen Bewegungsapparat

Eine mit dem Älterwerden immer wieder auftretende Gangunsicherheit kann leider auch zu Stürzen führen. Und diese wiederum können manchmal in Knochenbrüche sowie weitere durchaus schwerwiegende Folgen münden. Viele Patienten berichten mir auch davon, dass sie eine gewisse Unsicherheit im Gang oder auch im Stand verspüren, obwohl die Kraft in der Muskulatur, auch klinisch getestet, keine wirklichen Defizite aufweist. Ganz gleich, ob das nun diagnostisch bestätigt werden kann oder nicht: Das Unsicherheitsgefühl bleibt.

Zu den wichtigsten Trainingsansätzen ab 50 gehört der Erhalt der Kraft in der Muskulatur, damit Stabilität und Balance weiterhin gegeben sind. Bereits mit etwa dem 30. Lebensjahr beginnt die Muskulatur abzubauen. Doch es ist nie zu spät, um anzufangen, denn Bewegung ist das natürlichste Mittel für einen gesunden und kräftigen Bewegungsapparat.

In zehn Minuten zu mehr Stabilität

Die folgenden drei Übungen können Sie in zehn Minuten zu Hause durchführen. Bitte nutzen Sie am Anfang unbedingt einen Stuhl, wenn das Thema Balance eine Herausforderung für Sie darstellt. Eitelkeit ist hier kein guter Ratgeber, tasten Sie sich lieber peu à peu an eine verbesserte Grundstabilität heran. Wenn Sie effektiv an der Verbesserung der Balance arbeiten möchten, führen Sie dieses kurze Übungsprogramm mindestens viermal in der Woche durch – dann werden Sie bald Erfolge verbuchen!

Übung 1: Balance im Stehen

Stellen Sie sich aufrecht hin, die Füße sind hüftbreit auseinander. Strecken Sie die Arme nach oben und atmen Sie dabei ein (1). Beim Ausatmen heben Sie ein Bein an und greifen mit den Händen zum gebeugten Knie (2). Achten Sie darauf, dass das Knie im rechten Winkel gebeugt wird. Sie können sich bei dieser Übung auch festhalten oder an eine Wand stellen. Das gibt Sicherheit in der Balance.

Wiederholen Sie die Übung langsam 10- bis 12-mal auf der einen Seite, dann 10- bis 12-mal auf der anderen Seite.

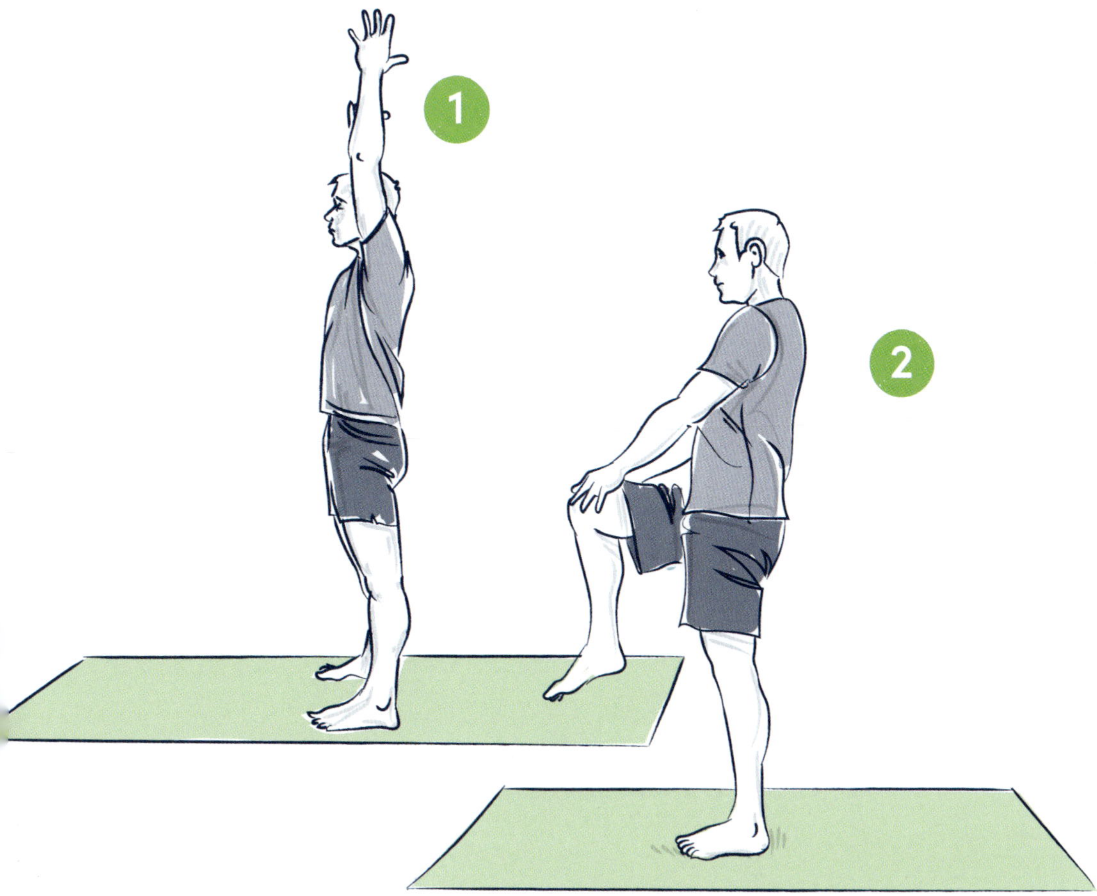

Übung 2: Balance in der Vorbeuge

Stützen Sie sich auf halber Höhe an einem Tisch, an einem Fensterbrett oder an einer Stuhllehne ab und treten Sie mit hüftbreit geöffneten Beinen so weit nach hinten, dass die Hüfte im rechten Winkel gebeugt ist. Die Beine sind möglichst gestreckt, der Oberkörper zeigt mit gestreckten Armen horizontal nach vorn (1). Einatmend heben Sie nun ein Bein an, jedoch maximal auf Höhe des Oberkörpers, damit das Becken nicht zur Seite in eine Kippbewegung ausweichen muss (2). Atmen Sie dann aus und kommen Sie wieder in die Ausgangsposition zurück (1).

Wiederholen Sie die Übung mit abwechselnd gehobenen Beinen 6- bis 8-mal pro Seite.

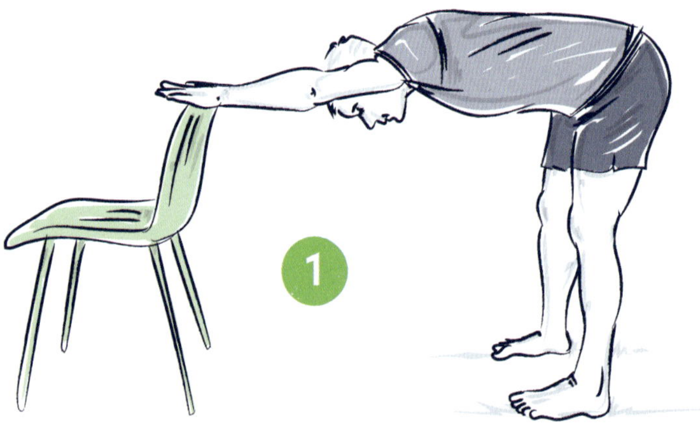

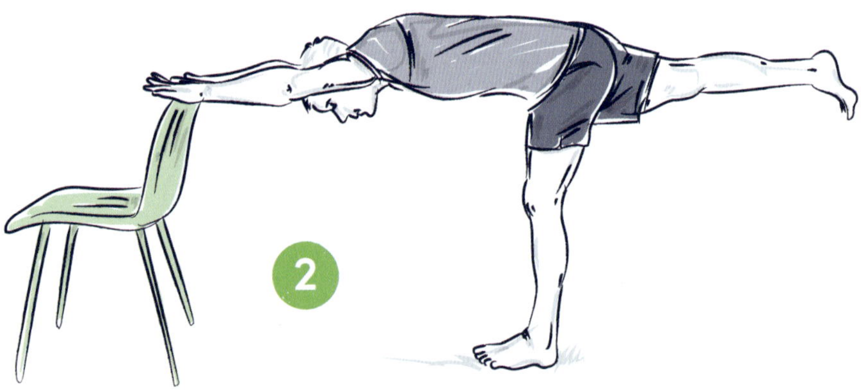

Übung 3: Balance mit Block

Nehmen Sie einen Block oder ein Buch zwischen die Hände und stellen Sie sich mit hüftbreit geöffneten Beinen aufrecht hin. Bei Schwierigkeiten mit der Balance stellen Sie sich vor eine Wand. Strecken Sie nun die Arme nach oben und heben Sie die Fersen einatmend vom Boden ab (1). Ausatmend setzen Sie die Fersen wieder ab, beugen die Beine und strecken die Arme samt Block gerade nach vorn (2). Achten Sie dabei auf einen aufrechten Oberkörper und eine parallele Ausrichtung der Füße und Knie.

Wiederholen Sie die Übung langsam und stabil 10- bis 12-mal.

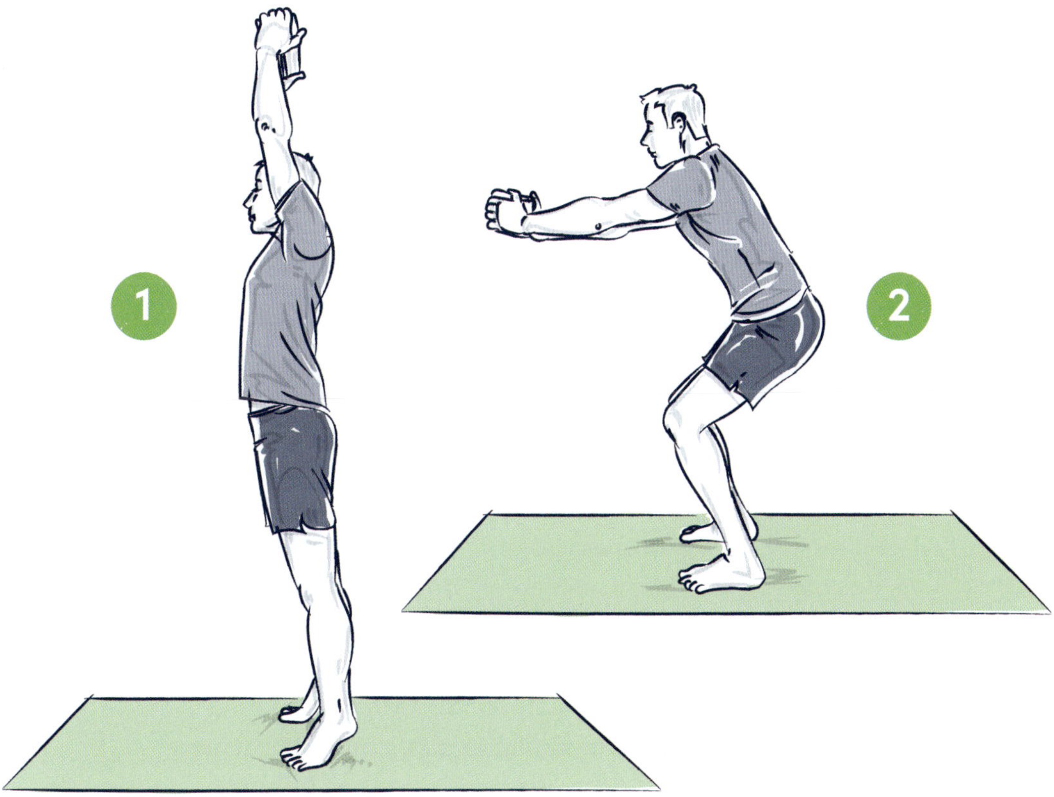

SO ÜBEN SIE MIT Ü50, Ü60 UND Ü70

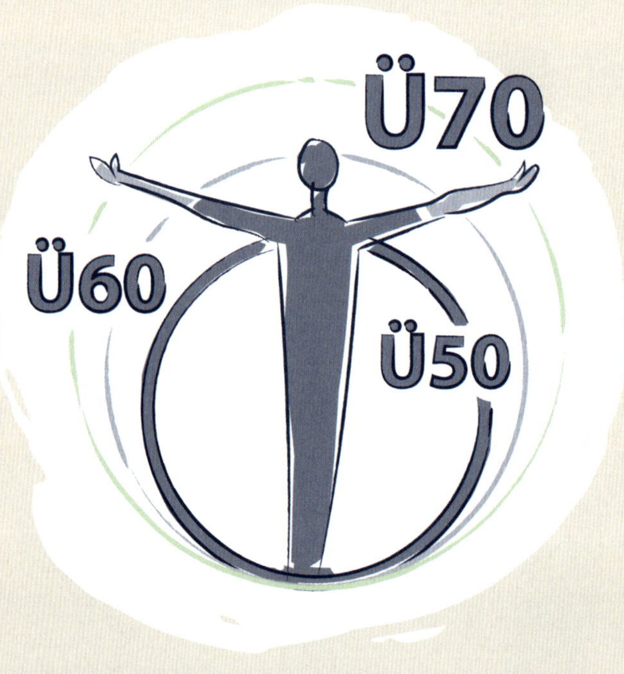

Fit mit 50, 60, 70 und darüber hinaus – wünschen wir uns ein langes Leben, stellen wir uns dies auch meist gesund und voller Tatkraft vor. Doch leider bekommen die wenigsten diesen Wunsch erfüllt, ohne dass sie dafür etwas tun müssten. Deshalb stelle ich Ihnen in diesem Kapitel kurze und einfache, aber ausgesprochen wirkungsvolle Übungsprogramme für jedes Alter vor.

Ein neues Bewusstsein

Mit jedem Lebensjahrzehnt verändern sich unser Körper und auch unser Bewegungsapparat. Während wir als Kinder und Jugendliche über eine große Beweglichkeit, unersättliche Ausdauer und Freude an der Bewegung verfügen, beginnt der Körper bereits ab Ende des zweiten Lebensjahrzehnts, Abbauprozesse einzuleiten. Im Alter zwischen 30 und 40, in dem viele mit beruflichen Herausforderungen und der Familiengründung beschäftigt sind und so keine Zeit für ihre körperliche Fitness aufwenden können, schreiten Abbauprozesse still und heimlich voran. Aus diesem Grund blitzen dann meist mit über 40 die ersten größeren Beschwerden durch.

Zwischen 50 und 60 haben wir dann eher wieder etwas mehr Zeit, genauer hinzusehen; viele sind motiviert, Eigenverantwortung zu übernehmen und prophylaktisch vorzugehen, um zukünftigen potenziellen Schmerzen und Beschwerden erst gar keine Chance zu geben.

Meiner Wahrnehmung nach hat sich das Bewusstsein der Generation, die jetzt 60 Jahre und älter ist, insofern gewandelt, als dass Selbstverantwortung für die eigene Gesundheit mittlerweile großgeschrieben wird und man nicht alles irgendwelchen Pillen oder dem Zufall überlassen möchte. Zwischen 70 und 80 sind Abnutzungserscheinungen, weniger Kraft und Energie und somit vermehrte Arztbesuche keine Seltenheit. Die Auseinandersetzung mit dem eigenen Wohlbefinden sowie der körperlichen und geistigen Gesundheit scheint dieses Lebensjahrzehnt zu dominieren.

Mit den richtigen Übungen fit bleiben

In all diesen drei Lebensjahrzehnten besteht die Möglichkeit, mit angepassten Übungen und Programmen im Hinblick auf Schmerzfreiheit, Fitness und Gesundheit bis ins hohe Alter einen wertvollen Beitrag zu leisten. Wenn Sie spezielle Beschwerden oder Schmerzen ganz gezielt angehen möchten, wechseln Sie in das jeweilige Kapitel für die betroffene Region. Ansonsten starten Sie jetzt mit Ihrem persönlichen Fitnessprogramm für Ü50, Ü60 oder Ü70 durch!

Die besten Übungen Ü50

Da viele Menschen im Alter zwischen 50 und 60 noch berufstätig sind und die meisten von ihnen heute vor einem Computer Büroarbeit verrichten, ist dieses Lebensjahrzehnt eindeutig zwei wichtigen Themen auf körperlicher Ebene gewidmet: dem Ausgleichen erworbener Fehlhaltungsmuster und dem Erhalt oder dem Ausbau der Kraft aus der Körpermitte, die oft verloren gegangen, jedoch nicht verschollen ist.

Somit ist neben Übungen für die Hauptregion, die bei Ihnen anfällig für Beschwerden ist, der Fokus auf die Kräftigung von Rücken, Bauch und Gesäß zu legen. Suchen Sie sich also neben den nun vorgestellten drei Übungen zwei bis drei weitere für Ihren Rücken, Ihre Knie und Ihre Hüften, je nachdem, wo Sie zu Beschwerden neigen oder im Moment vielleicht sogar Beschwerden haben. Diese Übungen können Sie in diesem Buch oder auch auf meinem YouTube- oder Instagram-Kanal finden.

Übung 1: Rückenkraft

Strecken Sie in Bauchlage einen Arm und das gegenüberliegende Bein nach vorn und hinten aus und heben Sie mit der Einatmung Kopf und Brustbein an (1). Mit der Ausatmung legen Sie sich wieder ab (2). Schmerzt es stark im Rücken oder in den Schultern, kommen Sie nicht so weit nach oben. Die Übung sollte schmerzfrei ausgeführt werden. Dann wiederholen Sie diese diagonale Streckung auf der anderen Seite.

Wiederholen Sie die Übung langsam 4- bis 6-mal pro Seite.

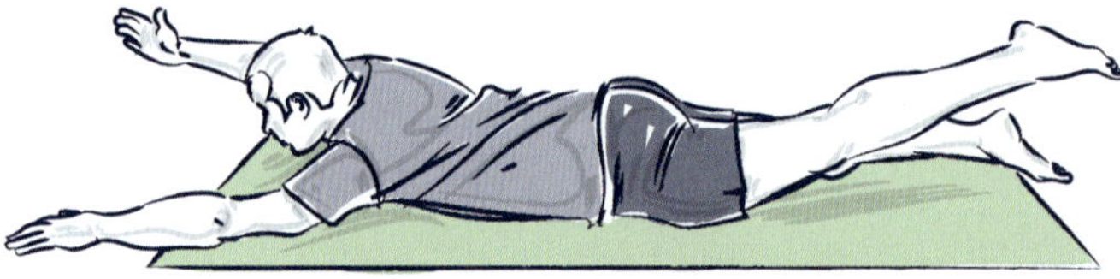

1

2

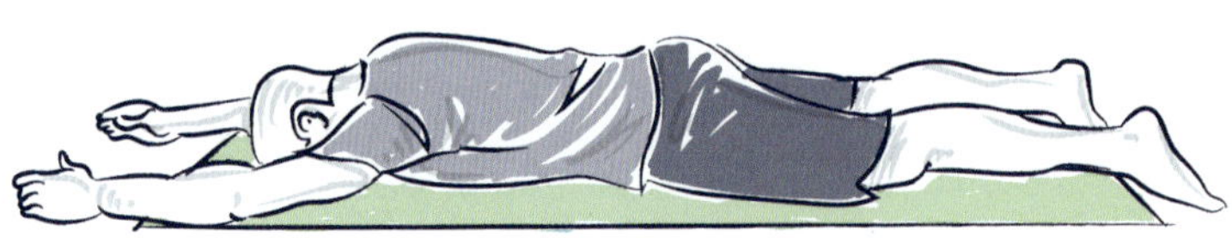

Übung 2: Bauchkraft

Begeben Sie sich in Rückenlage, beugen Sie die gehobenen Knie im rechten Winkel und strecken Sie einatmend die Arme nach hinten (1). Kommen Sie dann ausatmend mit dem Gewicht nach vorn und strecken Sie die Arme außen neben den Beinen gerade nach vorn. Dabei heben Kopf und Schultern vom Boden ab (2). Atmen Sie anschließend wieder ein und strecken Sie dabei die Beine knapp über dem Boden (3). Verursacht Ihnen diese Position Schmerzen im Rücken, können Sie die Knie etwas gebeugt lassen. Ausatmend legen Sie sich langsam wieder mit aufgestellten Beinen ab (4).

Wiederholen Sie die Sequenz 6- bis 8-mal.

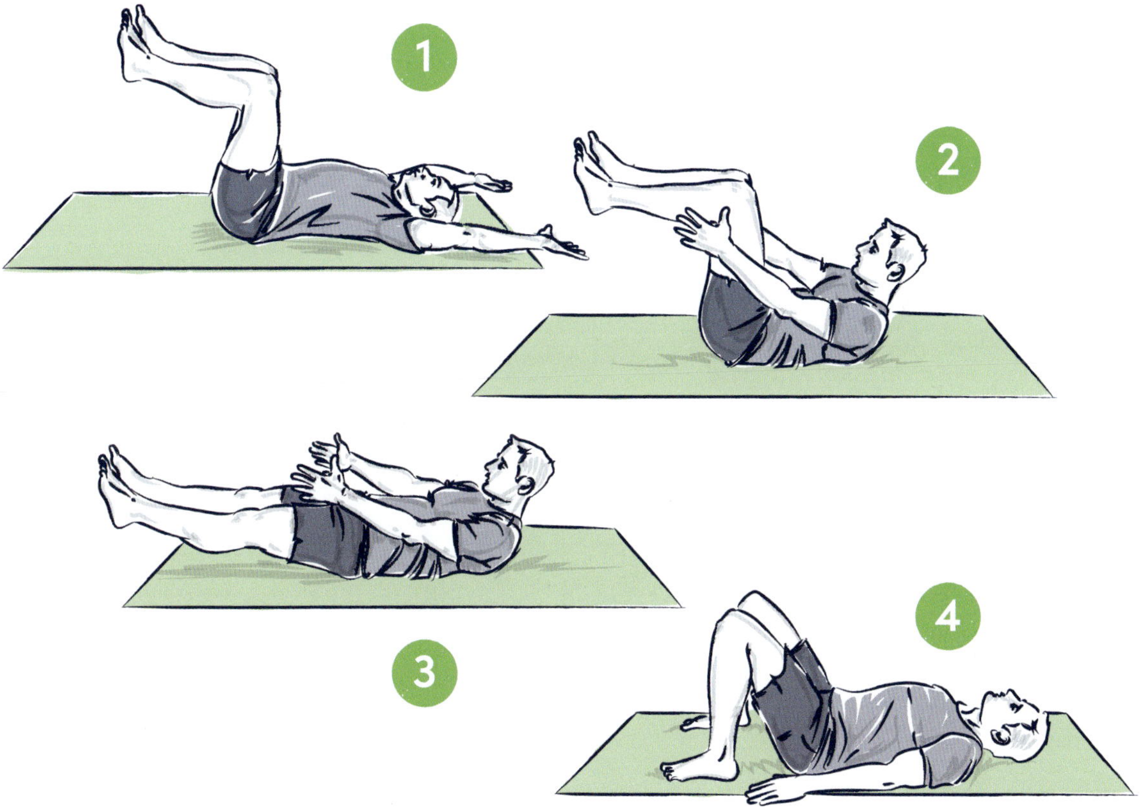

Übung 3: Bauch, Beine, Po

Stellen Sie sich aufrecht hin und machen Sie einen Ausfallschritt. Das hintere Bein ist dabei gestreckt, das vordere Bein leicht gebeugt. Bei Schwierigkeiten mit der Balance können Sie sich mit einer Hand z. B. an einem Stuhl festhalten. Mit der anderen Hand oder beiden Händen greifen Sie nun zum Fuß des vorderen Beins oder zum Boden (1). Dabei atmen Sie aus. Beim Einatmen verlagern Sie Ihr Gewicht nach vorn und heben das hintere Bein gestreckt vom Boden ab. Anschließend strecken Sie wie bei einem Flieger die Arme zur Seite aus (2). Führen Sie diese Bewegung langsam und stabil aus und blicken Sie dabei nach unten. Atmen Sie nun wieder aus und kommen Sie zurück in die Ausgangsposition (1). Verlagern Sie dann erneut Ihr Gewicht nach vorn, um sich jetzt zur Seite zu drehen. Ist Ihr rechter Fuß

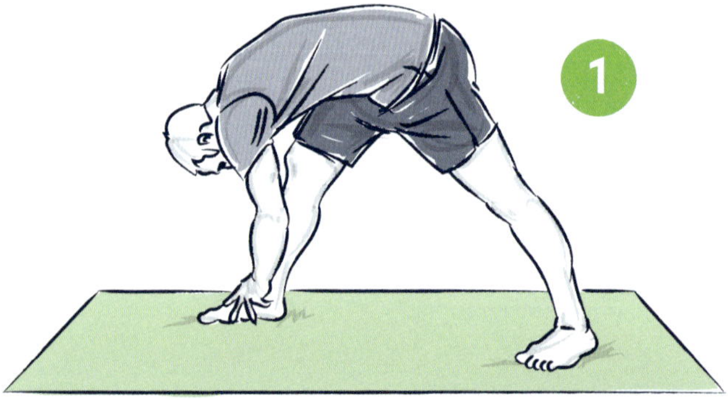

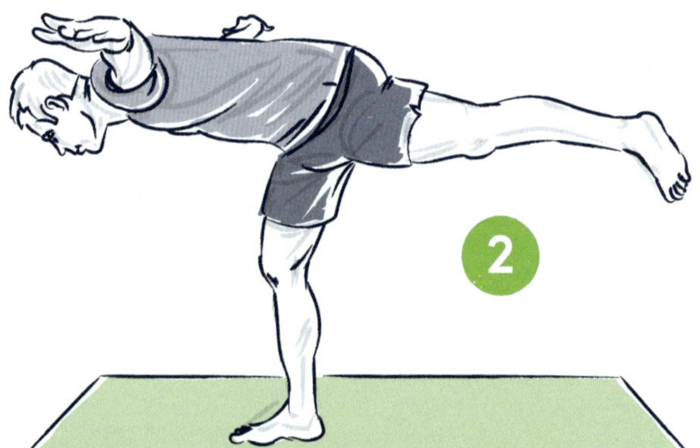

vorn, greift die rechte Hand zum Schienbein des rechten Beins oder zum Boden und das hintere Bein hebt wieder ab. Der linke Arm kommt nun so gut es geht nach oben, der Blick ist zum Boden gerichtet (3). Als Unterstützung können Sie sich einen Stuhl zum Festhalten für beide Hände nehmen.

Wiederholen Sie die Übung 6- bis 8-mal. Danach wechseln Sie die Seite, bringen das linke Bein nach vorn und führen auch dort 6 bis 8 Wiederholungen langsam durch.

Falls diese Übung anfangs nicht besonders gut gelingt, sollten Sie trotzdem dranbleiben und die Übung regelmäßig wiederholen. Schon bald wird sich ein erfreulicher Erfolg einstellen!

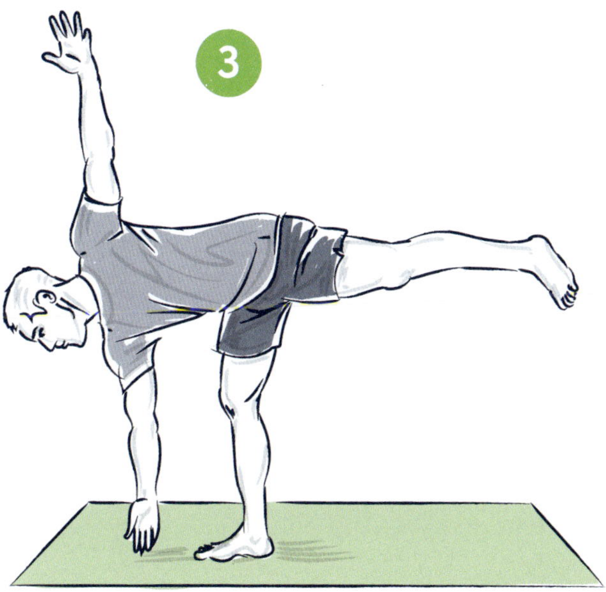

Die besten Übungen Ü60

Die Jahre im Alter zwischen 60 und 70 sind eine Lebensphase, in der Beweglichkeit Trumpf ist. Nichts hindert mehr am Genießen des Alltags als massive körperliche Einschränkungen. Vielleicht wollen Sie reisen, Wanderungen oder andere Aktivitäten unternehmen, aber der Bewegungsapparat macht Ihnen immer wieder einen Strich durch die Rechnung? Dann teilen Sie dieses Schicksal mit sehr vielen anderen Menschen Ihrer Altersgruppe.

Für alle Ü60er stehen daher gelenkmobilisierende Übungen und gleichzeitig auch sanfte Kräftigungen im Vordergrund. Die häufigsten Gelenke, die von Einschränkungen betroffen sind und auch am häufigsten ersetzt werden, sind die Knie und die Hüften. Aus diesem Grund sollten Sie auch bei Beschwerdefreiheit immer wieder Übungen für diese beiden Regionen in Ihre Routine einbauen.

Übung 1: Aufrichtung und Kräftigung

Stellen Sie sich aufrecht hin, die Beine sind hüftbreit geöffnet. Bei Schwierigkeiten mit der Balance stellen Sie sich vor eine Wand. Strecken Sie nun die Arme nach oben und heben Sie die Fersen einatmend vom Boden ab (1). Ausatmend legen Sie die Fersen wieder ab, beugen die Beine und greifen mit den Händen auf die Oberschenkel (2). Achten Sie dabei auf einen aufrechten Oberkörper und eine parallele Ausrichtung der Füße und Knie.

Wiederholen Sie die Übung langsam und stabil 10- bis 12-mal.

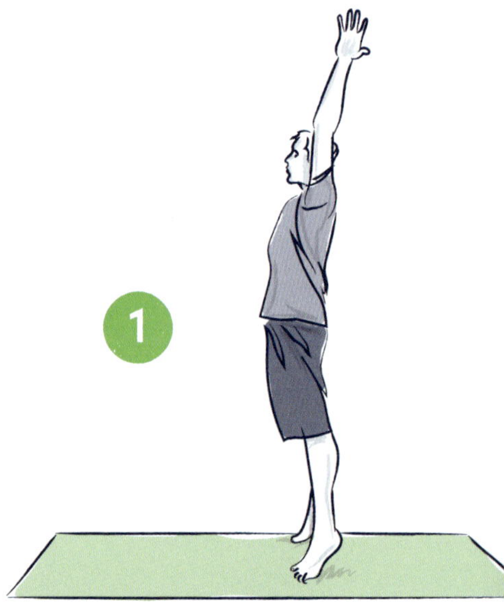

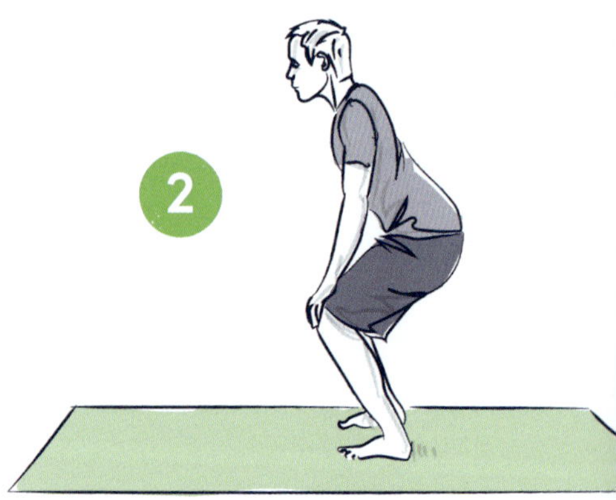

Übung 2: Gesunde Knie

Gehen Sie in den Vierfüßlerstand und strecken Sie einatmend ein Bein gerade nach hinten aus (1). Achten Sie dabei darauf, dass Ihr Becken nicht kippt und gerade bleibt. Legen Sie eine weiche Unterlage unter das Knie, wenn Ihnen dies angenehmer ist. Beim Ausatmen beugen Sie das Bein und senken dabei das Knie nicht ab (2). Die Arme bleiben gestreckt, der Oberkörper bewegt sich nicht mit. Atmen Sie dann wieder ein und strecken Sie das Bein gerade nach hinten aus (1).

Wiederholen Sie die Übung langsam 8- bis 10-mal auf der einen Seite, dann 8- bis 10-mal auf der anderen Seite.

1

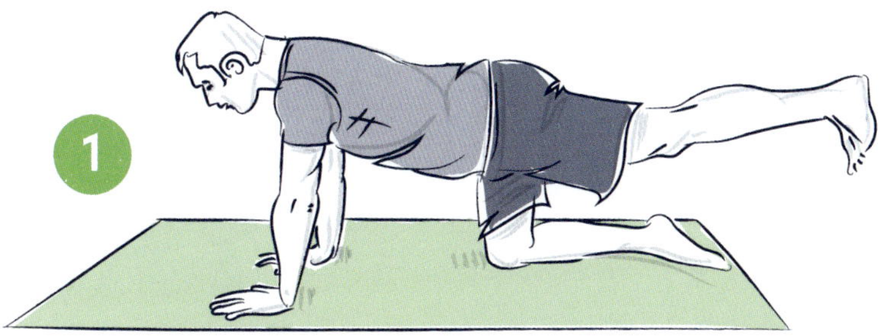

2

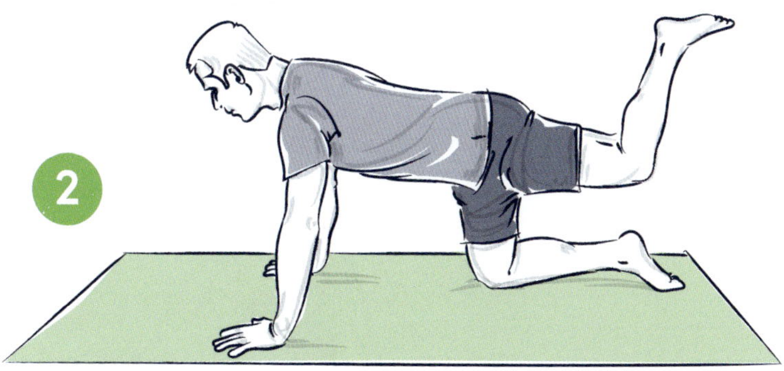

Übung 3: Mobile Hüften

Für diese Übung nehmen Sie sich einen Stuhl zum Festhalten. Heben Sie ein Bein vom Boden ab und beugen Sie das Knie. Die Arme befinden sich neben dem Körper, mit einer Hand halten Sie sich am Stuhl fest (1). Bewegen Sie nun das gebeugte Bein langsam nach außen, während Sie einatmen (2). Ausatmend führen Sie das Bein wieder zurück und bewegen es etwas über das andere Bein (3). Anschließend führen Sie es einatmend wieder nach außen (2). Achten Sie darauf, dass das Standbein möglichst gestreckt bleibt.

Wiederholen Sie die Übung langsam und stabil 6- bis 8-mal pro Seite.

Haben Sie diese Übung mehrmals stabil mit Festhalten wiederholt, können Sie einen oder mehrere Versuche ohne Festhalten unternehmen.

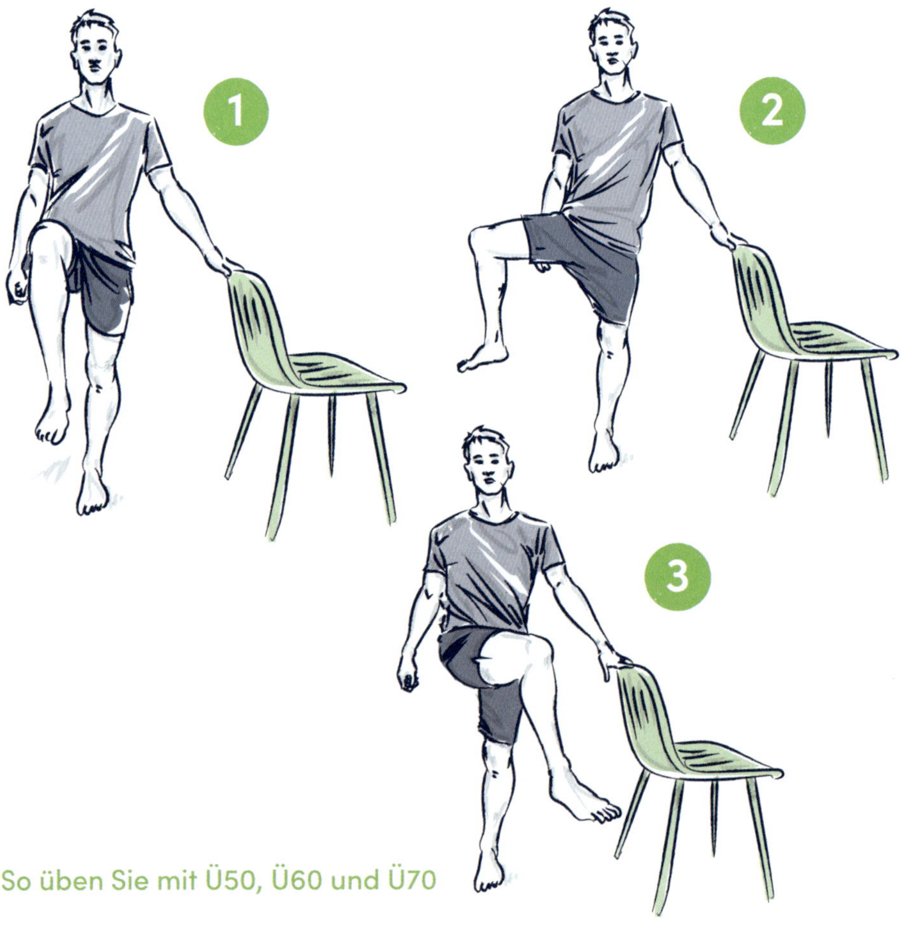

Die besten Übungen Ü70

Heute sind viele Menschen im Alter von über 70 Jahren begeistert von körperlicher Bewegung und noch sehr unternehmungslustig. Viele davon betreiben auch noch Sportarten, bei denen man vor einem halben Jahrzehnt einfach nur den Kopf geschüttelt hätte. Ich denke da beispielsweise an Tennis, denn da begegnen mir selbst im Club immer wieder Patienten, die nicht nur mit großer Freude, sondern auch körperlich äußerst rüstig noch ein wunderbares Niveau spielen können.

Logischerweise ist ein Sprinten nicht mehr so möglich wie mit 30, und auch die Kraft eines 20-Jährigen fehlt, aber ich denke, dass sich die Ziele verschoben haben und jetzt weniger die Leistung als vielmehr die Freude an der Ausübung des Sports im Vordergrund steht. Vergessen wir auch nicht die wichtige soziale Komponente, die im Zusammenhang mit Sport einen bedeutenden Aspekt darstellt.

Gemeinsam geht alles besser

Das gilt auch für die Übungen. Denn wenn man gemeinsam etwas ausüben kann, fällt es meist etwas leichter. Und so gibt es in diesem Lebensjahrzehnt nicht ein Hauptziel für die Übungen, sondern die Mischung aus Beweglichkeit, Stabilität und Kraft sowie die Regelmäßigkeit des Übens machen es aus. Natürlich sollten Sie die Regionen, in denen Sie gerade Beschwerden haben, explizit mittrainieren und sich ein Übungsprogramm von fünf bis sieben Übungen zurechtlegen.

Übung 1: Besser beweglich

Setzen Sie sich auf einen Stuhl und strecken Sie einatmend die Arme schulterbreit nach oben und hinten; lassen Sie sich dabei bestmöglich nach hinten fallen (1). Sie können mit der Höhe der Stuhllehne spielen, indem Sie auf dem Stuhl vor- und zurückrutschen. Auf diese Weise können Sie unterschiedliche Höhen und Regionen in der Brustwirbelsäule mobilisieren. Ausatmend lassen Sie sich mit bewusst rundem Rücken zwischen den Knien nach vorn sinken (2). Dies begünstigt die Dehnung auf der Körperrückseite.

Wiederholen Sie die Übung 10- bis 12-mal.

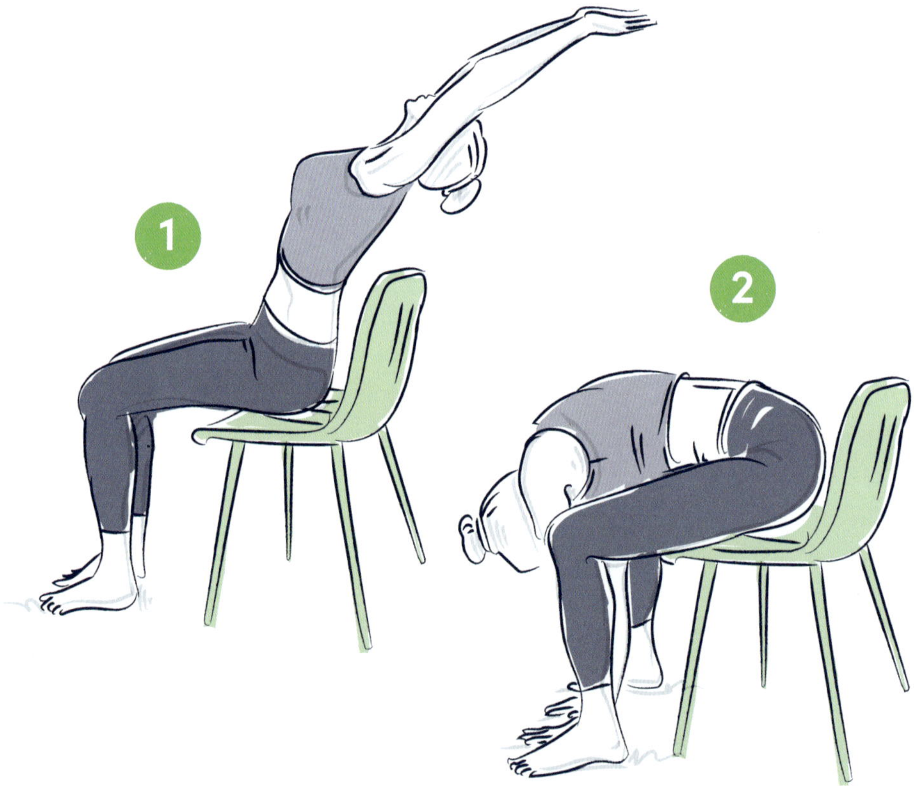

Übung 2: Kräftiger und stabiler

Nutzen Sie die Lehne eines Stuhls oder ein Fensterbrett zum Festhalten. Optimalerweise befindet sich dies auf halber Höhe Ihres Körpers. Stellen Sie sich aufrecht hin, treten Sie einen Schritt von Stuhl oder Fensterbrett zurück und beugen Sie die Hüften etwa im rechten Winkel, während der Oberkörper horizontal nach vorn zeigt und Sie sich festhalten (1). Strecken Sie einatmend ein Bein gerade nach hinten aus (2). Ausatmend kommen Sie wieder in die Ausgangsposition zurück (1). Heben Sie dann das gleiche Bein seitlich an und atmen Sie dabei wieder ein (3). Kommen Sie ausatmend erneut in die Ausgangsposition zurück (1) und strecken Sie das Bein dann wieder nach hinten (2).

Wiederholen Sie den gesamten Zyklus zuerst 4- bis 6-mal auf einer Seite und dann 4- bis 6-mal auf der anderen Seite.

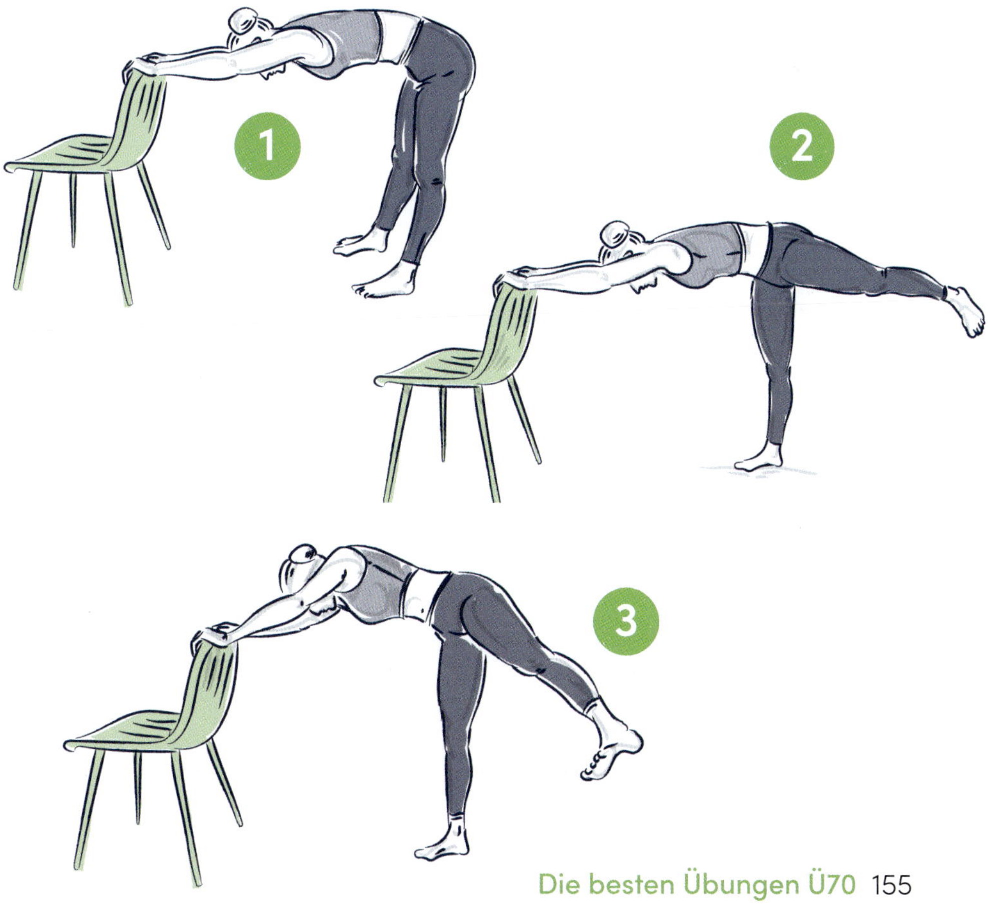

Übung 3: Besser trainiert

Nehmen Sie sich wieder einen Stuhl zur Unterstützung des Stabilitätstrainings und halten Sie sich im aufrechten Stand daran fest. Öffnen Sie die Beine nun hüftbreit (1). Beugen Sie anschließend die Beine so gut es geht und achten Sie dabei darauf, dass die Knie weder nach außen noch nach innen abweichen. Dafür ist auch die parallele Stellung der Füße wichtig. Der Oberkörper kippt nicht nach vorn, sondern bleibt möglichst aufrecht (2).

Wiederholen Sie die Übung 10- bis 12-mal.

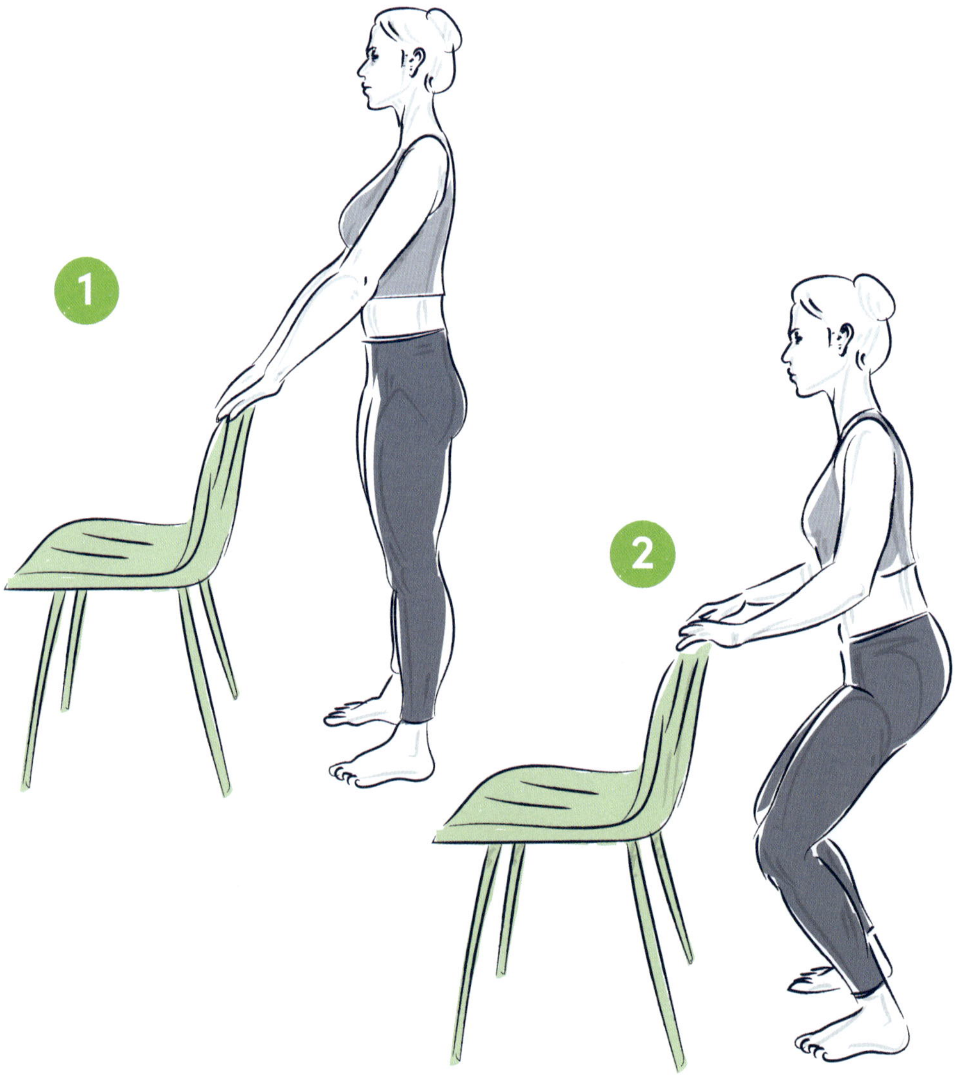

Ausblick

Sie haben es geschafft! Sie haben sich eigenverantwortlich mit Ihrem Körper auseinandergesetzt und den inneren Schweinehund besiegt. Im Nachhinein erscheint die anfängliche Hürde meist nicht mehr so riesig und unüberwindbar. Legen Sie das Buch nicht weg, sondern nur zur Seite. Denn Sie können es immer wieder aufs Neue verwenden und auch präventiv damit arbeiten. Nicht jedes Mal müssen Schmerzen und Beschwerden der Impetus für eine regelmäßige Trainingsroutine sein. Lassen Sie es gar nicht erst so weit kommen. Alle Übungen können auch in fittem, gesundem und schmerzfreiem Zustand gemacht werden. Das ist nicht verboten!

Ausführlichere Programme und Übungen, die ich mit Ihnen gemeinsam durchführe, finden Sie auf meinem YouTube-Kanal. Haben Sie Freunde, Bekannte oder Verwandte, erzählen Sie ihnen doch von Ihren persönlichen Erfahrungen. Es können gar nicht genug Menschen davon profitieren.

Bleiben wir schmerzfrei und in Bewegung, ganz gleich, in welchem Alter!

Dr. Peter Poeckh

Register

Impressum

2. Auflage 2025
© 2024 by Südwest Verlag, einem Unternehmen der Penguin Random House Verlagsgruppe GmbH, Neumarkter Straße 28, 81673 München

produktsicherheit@penguinrandomhouse.de

(Vorstehende Angaben sind zugleich Pflichtinformationen nach GPSR)

Die Verwertung der Texte, auch auszugsweise, ist ohne die Zustimmung des Verlags urheberrechtswidrig und strafbar. Dies gilt auch für Vervielfältigungen, Übersetzungen, Mikroverfilmung und für die Verarbeitung mit elektronischen Systemen. Der Verlag behält sich die Verwertung der urheberrechtlich geschützten Inhalte dieses Werkes für Zwecke des Text- und Data-Minings nach § 44 b UrhG ausdrücklich vor. Jegliche unbefugte Nutzung ist hiermit ausgeschlossen.

Hinweis

Die Ratschläge/Informationen in diesem Buch sind von Autor und Verlag sorgfältig erwogen und geprüft, dennoch kann eine Garantie nicht übernommen werden. Eine Haftung des Autors bzw. des Verlags und seiner Beauftragten für Personen-, Sach- und Vermögensschäden ist ausgeschlossen.

Bildnachweis

Cover: Stefan Janko; Illustrationen: Christian M. Weiss; Fotos: S. 7: shutterstock/ PeopleImages.com - Yuri A, S. 19: adobe/Alla, S. 43: adobe/Lumos sp

Projektleitung: Sarah Gast
Lektorat: Dr. Ulrike Kretschmer, München
Korrektorat: Susanne Schneider, München
Umschlaggestaltung und Innenlayout: Veruschkamia, Vera Schlachter, München, www.veruschkamia.de
Satz: Dr. Alex Klubertanz, Haßfurt, www.semiserif.de

Herstellung: Timo Wenda

Reproduktion: Mohn Media Mohndruck GmbH, Gütersloh

Druck und Bindung: Pixartprinting, Lavis

Printed in Italy

MIX
Papier | Fördert gute Waldnutzung
FSC® C147178

Penguin Random House Verlagsgruppe FSC® N001967

ISBN 978-3-517-10349-5

www.suedwest-verlag.de